国家职业技能鉴定考试指导手册

（理论知识和操作技能）

养老护理员

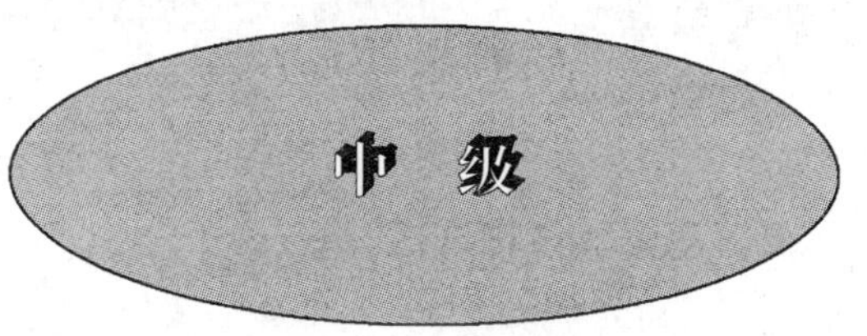

中国就业培训技术指导中心
劳动和社会保障部职业技能鉴定中心　组织编写

中国财政经济出版社

图书在版编目（CIP）数据

养老护理员：中级/中国就业培训技术指导中心，劳动和社会保障部职业技能鉴定中心组织编写. —北京：中国财政经济出版社，2008. 5

（国家职业技能鉴定考试指导手册）

ISBN 978-7-5095-0608-0

Ⅰ. 养… Ⅱ. ①中… ②劳… Ⅲ. 老年医学：护理学-职业技能鉴定-自学参考资料 Ⅳ. R473

中国版本图书馆 CIP 数据核字（2008）第 046080 号

中国财政经济出版社 出版

URL：http：//www. cfeph. cn

E-mail：cfeph@ cfeph. cn

社址：北京市海淀区阜成路甲 28 号 邮政编码：100142

发行处电话：88190406 财经书店电话：64033436

北京富生印刷厂印刷 各地新华书店经销

787×1092 毫米 16 开 10.25 印张 208 000 字

2008 年 5 月第 1 版 2017 年 10 月北京第 2 次印刷

印数：3001—6000 定价：28.00 元

ISBN 978-7-5095-0608-0/R·0004

（图书出现印装问题，本社负责调换）

本社质量投诉电话：010-88190744

反盗版举报热线：88190492 88190446

养老护理员

（中级）

主　　编：朱显华

编　　写：谭明珠　郭建琳　龚厚玲　肖莉芬

刘红玲　胡　蓉　曾　燕　雷平华

詹　红　冯　霞

主　　审：谭明珠　郭建琳

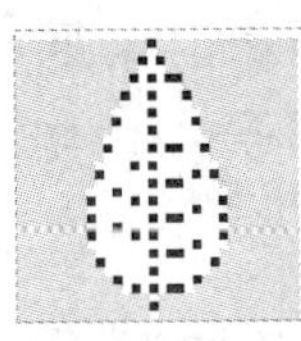

前言

对劳动者实行职业技能鉴定，推行国家职业资格证书制度，是促进劳动力市场建设和发展的有效措施，关乎广大劳动者的切身利益，关乎企业发展和社会经济进步，对于全面提高劳动者素质和职工队伍的创新能力具有重要作用，也是当前我国经济社会发展，特别是就业、再就业工作的迫切要求。为此，原劳动部在1993年《职业技能鉴定规定》中要求：我国的职业技能鉴定实行统一命题原则，由劳动部组织建立职业技能鉴定国家题库网络。国家题库网络建设工作是我国职业技能鉴定质量保证体系中的关键环节之一，是保证鉴定工作质量、提高鉴定工作水平、加强鉴定工作管理力度的重要技术手段，是我国职业资格证书制度从普及向纵深发展的重要技术基础。劳动和社会保障部在1999年《关于启用职业技能鉴定国家题库的通知》中进一步要求：自国家题库公布后，全国范围内以发放中华人民共和国职业资格证书为最终手段的鉴定考核，其所用试题试卷一律从国家题库中提取。

国家题库的建立，对于保证本职业鉴定工作质量起着重要作用。为了使全国职业培训领域和职业技能鉴定领域的专家以及即将参加职业技能鉴定的学员对理论知识和操作技能考核试题库的建库目标、命题技术原理、考核内容结构和具体考核要求有一个全面的了解，劳动和社会保障部职业技能鉴定中心组织参与国家题库开发的命题专家，编写了与国家题库相配套的《国家职业技能鉴定考试指导手册》。该手册由“职业技能鉴定国家题库简介与复习注意事项”、“理论知识考试复习指导”和“操作技能考核复习指导”三个部分组成。手册主要介绍了国家题库的命题依据、试卷结构和题型题量，同时从国家题库中抽取部分理论知识与操作技能试题和试卷样例供考生参考和练习，便于考生能够有针对性地进行考前复习准备。手册与国家职业标准、国家职业资格培训教程、国家题库是相配套的，今后我们会随着国家职业标准、国家职业资格培训教程以及国家题库内容的不断更新，逐步对手册进行补充和完善。

本书在编写过程中，得到了有关专家的大力支持，在此一并表示感谢。

由于时间仓促，缺乏经验，书中难免有不足之处，恳请各使用单位和个人提出宝贵意见和建议。

《国家职业技能鉴定考试指导手册》
编审委员会

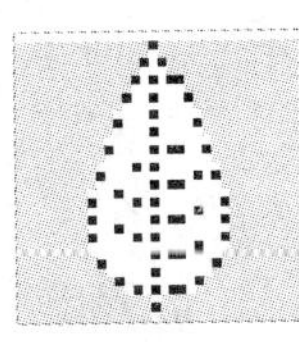

目 录

第一篇 职业技能鉴定国家题库简介和复习注意事项

第二篇 理论知识考试复习指导

第三篇　操作技能考核复习指导

第一篇 职业技能鉴定国家题库简介和复习注意事项

ZHIYE JINENG JIANDING GUOJIA TIKU JIANJIE
HE FUXI ZHUYI SHIXIANG

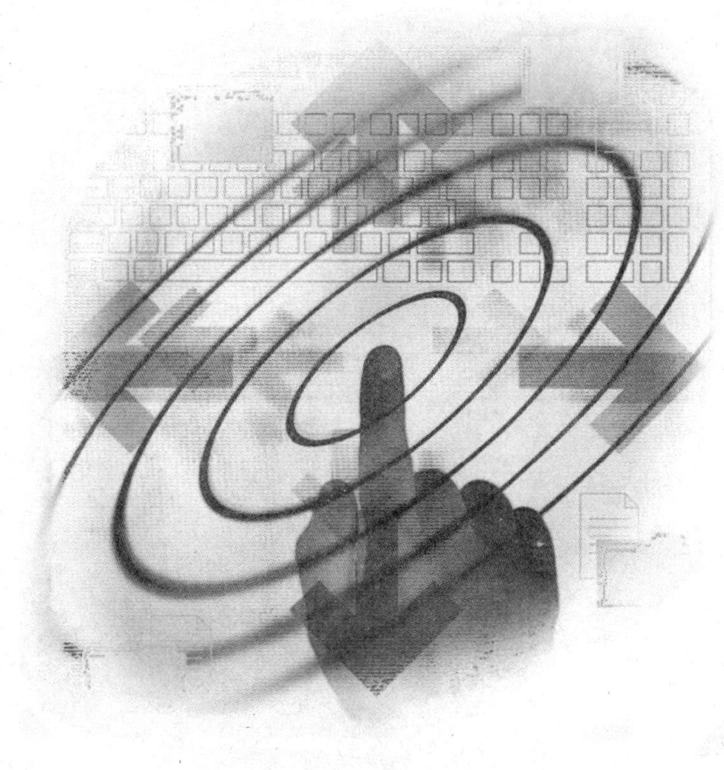

第一部分

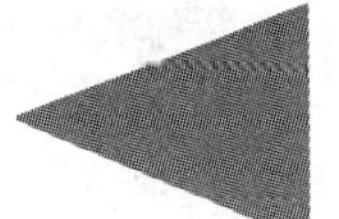

职业技能鉴定和国家题库简介

职业技能鉴定

◆ 职业技能鉴定是按照国家有关规定，对劳动者专业知识和技能水平进行客观公正、科学规范的评价与认证。

◆ 按有关规定，从事技术职业（工种）的从业人员或准备从事技术职业（工种）的人员，都可以申报参加职业技能鉴定。

◆ 职业技能鉴定一般分为理论知识考试和操作技能考核。理论知识考试一般采用闭卷笔试方式，操作技能考核多采用现场实际操作方式。技师以上级别还须进行综合评审。

◆ 职业技能鉴定理论知识考试和操作技能考核均实行百分制，成绩皆达 60 分以上者为合格。

◆ 职业技能鉴定合格者，可获得国家职业资格证书。

◆ 国家职业资格证书是劳动者专业知识和职业技能水平的证明，是进入就业岗位的凭证。

职业技能鉴定国家题库

职业技能鉴定国家题库是由劳动和社会保障部组织开发的用于全国职业技能鉴定的统一试题库。

职业技能鉴定国家题库的权威性

◆ 由劳动和社会保障部组织专家开发。

◆ 本职业领域全国高水平专家参与命题。

◆ 以劳动和社会保障部颁布的《国家职业标准》为依据，参考中国就业培训技术指导中心组织编写的《国家职业资格培训教程》。

建立职业技能鉴定国家题库的意义

◆ 有利于规范全国职业技能鉴定行为，保证职业技能鉴定质量。

◆ 有利于统一全国职业技能鉴定水平，为从业者择业就业，提供公平、客观的能力水平评价。

职业技能鉴定国家题库管理与使用

◆ 职业技能鉴定国家题库运行管理网络由国家总库、地方分库和行业分库组成。

1. 国家总库设在劳动和社会保障部职业技能鉴定中心，主要负责制定国家题库运行管理网络的总体规划和运行组织管理，建立《国家职业技能鉴定命题技术标准》，组织开发示范性通用职业（工种）题库资源，并配发到地方分库。

2. 地方分库由各省职业技能鉴定（指导）中心负责运行管理，主要提供通用职业（工种）鉴定试题和试卷。

3. 行业分库由有关行业部门职业技能鉴定指导中心负责运行管理，主要提供行业特有职业（工种）鉴定试题和试卷。

◆ 全国各地在组织国家题库已有职业（工种）的鉴定考核时，一律从国家题库中抽取试题。

◆ 职业技能鉴定国家题库资源目录可通过劳动和社会保障部职业技能鉴定中心“国家职业资格工作网”（www. osta. org. cn）查询。

◆ 考生、考评员、培训机构、鉴定机构等相关使用者一旦发现国家题库试题试卷存在问题，可及时进入上述网址“首页→题库反馈修正系统”的页面向国家题库反馈意见或建议。

职业技能鉴定国家题库的主要内容

◆ 国家题库的内容分为两部分，即理论知识题库和操作技能题库。

◆ 理论知识题库每个职业含几千道试题，题型包括填空题、选择题、判断题、简答题、计算题、绘图题、论述题，等等。目前初中高级别一般以选择题和判断题等客观题型为主，技师以上级别含上述多种题型。本职业理论知识题库有关介绍请参阅本书“第二篇　理论知识考试复习指导”中的相关内容。

◆ 操作技能考核题库根据职业特点，由涉及职业活动领域的若干试题组成，考核方式有现场实际操作、模拟操作、笔试、口试等多种形式。本职业操作技能题库有关介绍请参阅本书“第三篇　操作技能考核复习指导”中的相关内容。

职业技能鉴定国家题库的命题依据和命题原则

◆ 命题基本依据

1. 依据劳动和社会保障部颁布的《国家职业标准》《职业技能鉴定命题技术标准》。

2. 参考中国就业培训技术指导中心组织编写的《国家职业资格培训教程》。

3. 本职业命题依据劳动和社会保障部2002年颁布的《国家职业标准——养老护理员》，参考中国就业培训技术指导中心组织编写的《国家职业资格培训教程——养老护理员》。

◆ 命题基本原则

1. 反映职业活动对从业人员的知识和技能要求。

2. 理论知识命题强调本职业实际工作中必备的知识，不出偏题、怪题。

3. 操作技能命题强调科学性和可行性，试题既能反映本职业主要操作活动内容和要求，具有科学规范性；又能使考核过程简便易行，具有适用可行性。

第二部分

职业技能鉴定考核复习注意事项

勤学苦练　获得真才实干

◆ 职业技能鉴定不同于一般考试，它是以职业技能为着眼点的考试；而熟练的职业技能必须通过长期不断的练习和实践才能获得。

◆ 职业技能鉴定的根本目的不是考试，而是为了提高劳动者职业技能和素质，因此职业技能鉴定涉及的试题内容紧密围绕职业活动。采用猜题、押题或死记硬背考题的复习方法不如下功夫把时间和精力用在学习和实践上。

◆ 职业技能鉴定是一种达标考试，考生无论在工作岗位实践中，还是在职业学校学习，只要认真学习，努力实践，达到《国家职业标准》的相关要求，就可以通过考试。

把握标准　使用相关资料

◆《国家职业标准》

《国家职业标准》是根据职业活动内容，对从业人员工作能力和知识水平的规范性要求，由劳动和社会保障部组织制定并颁布。《国家职业标准》明确了本职业各个等级从业人员应掌握的知识和技能要求，是职业培训和职业技能鉴定的基本依据。

◈《国家职业资格培训教程》

《国家职业资格培训教程》是与《国家职业标准》紧密衔接的职业培训用书，由中国就业培训技术指导中心组织编写。《国家职业资格培训教程》内容体现“以职业活动为导向，以职业能力为核心”的指导思想，突出职业培训特色，是全国职业培训推荐教材。

◈《国家职业技能鉴定考核复习指导手册》

《国家职业技能鉴定考核复习指导手册》是以《国家职业标准》为依据，参考《国家职业资格培训教程》，与职业技能鉴定国家题库相衔接的考核复习指导资料。《国家职业技能鉴定考核复习指导手册》详细列出了职业技能鉴定的考核要点，理论知识部分进行了简明扼要的讲解，操作技能部分给出了考核要求和评分标准，同时给出模拟试卷，使考生了解职业技能鉴定考核形式，消除正式考核时的陌生感和紧张情绪，做到心中有数，把复习的精力投入到学习和实践中去。

全面复习　掌握基本要点

◈ 考生在考前进行全面复习时，对基本知识要点和操作要领要记忆准确、理解透彻、运用熟练。同时要善于抓住重点。《国家职业技能鉴定考核复习指导手册》第二篇、第三篇所列《理论知识鉴定要素细目表》和《操作技能考核内容结构表》《操作技能鉴定要素细目表》，是依据《国家职业标准》对考核内容的细化，是命题的直接依据，也是理论知识考试和操作技能考核的要点。因此考生对这些内容应全面理解，深入领会。

◈ 考生在使用《国家职业技能鉴定考核复习指导手册》中的试题精选和试卷样例进行练习时，如果发现哪一题解答有问题或操作有困难，应该立即检查并请教，发现问题所在，及时解决本职业领域知识和技能的难点问题。

◈ 考前复习要讲究方法，提高效率。从复习的时间阶段来说，第一阶段可以安排全面复习与练习，第二阶段可以安排重点复习和练习，巩固已掌握的知识和操作要领，第三阶段可以安排模拟练习，以进一步理解考核的要求和内容。

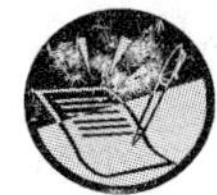

劳逸结合　注意身心调整

◈ 身体状况、心情、经验以及期待水平等许多因素都会影响考生在考场的表现。

◆ 考生复习时要劳逸结合，注意身体和心理状态调节。

◆ 保持良好的心态，力戒焦虑，是取得好成绩的因素之一。考生应根据自己的实力，订立一个切实可行的目标，这是降低考试焦虑水平行之有效的方法。

◆ 考核前，考生应按职业技能鉴定机构通知，提前做好相应准备，如参加职业技能鉴定必须携带的证件、用具、模特，等等，避免由于准备不足而影响考核正常发挥。

第二篇 理论知识考试复习指导

LILUN ZHISHI KAOSHI FUXI ZHIDAO

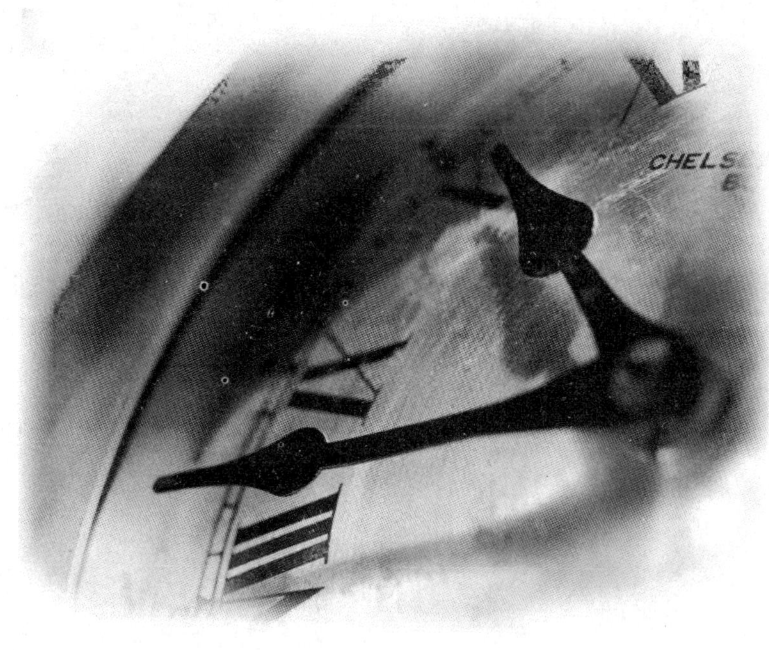

第三部分

理论知识考试解读

理论知识试卷构成

目前，本职业初中高级理论知识考试采用标准化试卷，每个级别考试试卷有“选择题”和“判断题”两大类题型：

◆ 选择题为“四选一”单选题型，即每道题有四个选项，其中只有一个选项为正确选项，共160题，每题0.5分，共80分；

◆ 判断题为正误判断题型，共40题，每题0.5分，共20分。

理论知识考试答题时间和答题要求

◆ 理论知识试卷的答题时间

按《国家职业标准》要求，本职业中级理论知识考试时间为90分钟。

◆ 理论知识试卷的答题要求

1. 采用试卷答题时，做答选择题，应按要求在试题前面的括号中，填写正确选项的字母；做答判断题，应根据对试题的分析判断，在括号中画“√”或“×”。

2. 采用答题卡答题时，按要求，直接在答题卡上选择相应的答案处涂色即可。

3. 采用计算机考试时，按要求，点击选定的答案即可。

具体答题要求，在考试前，考评人员会做详细说明。

理论知识试卷生成方式

理论知识国家题库采用计算机自动生成试卷，即计算机按照本职业的《理论知识鉴定要素细目表》的结构特征，使用统一的组卷模型，从题库中随机抽取相应试题，组成试卷。

第四部分

理论知识鉴定要素

理论知识鉴定要素细目表说明

◆《理论知识鉴定要素细目表》是依据《国家职业标准》，参考《国家职业资格培训教程》内容细化而成，是国家题库理论知识试题命题和抽题组卷依据。

◆《理论知识鉴定要素细目表》中的鉴定点就是理论知识考试的知识要点。

◆《理论知识鉴定要素细目表》中，每个鉴定点都有重要程度指标，即鉴定点后标注的“X”、“Y”、“Z”。其中：

“X”表示“核心要素”，是鉴定点集合中最重要、考试中出现频率也最高的内容；

“Y”表示“一般要素”，是鉴定点集合中一般重要的内容；

“Z”表示“辅助要素”，是鉴定点集合中重要程度较低的内容。

◆《理论知识鉴定要素细目表》中，每个鉴定内容都有鉴定比重指标，它表示在一份考试卷中该鉴定内容所占的分数比例。例如，某一鉴定内容的鉴定比重为5，就表示在组成100分为满分的试卷中，该鉴定内容所占分值为5分。

理论知识鉴定要素细目表

◈ 养老护理员理论知识鉴定要素细目表

鉴定范围									鉴定点		
一级			二级			三级			代码	名称	重要程度
代码	名称	鉴定比重	代码	名称	鉴定比重	代码	名称	鉴定比重			
A	基本要求（19:16:05）	20	A	职业道德（04:02:04）	5	A	职业道德基本知识（01:01:04）	3	001	道德的基本概念	Z
									002	职业道德的基本内涵	Z
									003	我国社会主义道德建设内容	Z
									004	公民道德建设原则	X
									005	养老护理员职业道德的基本内涵	Z
									006	养老护理员职业信念内涵	Y
						B	职业守则（03:01:00）	2	001	养老护理员的职业守则的内容	Y
									002	养老护理员仪容仪态要求	X
									003	养老护理员礼貌用语要求	X
									004	养老护理员的任务	X
			B	基础知识（15:14:01）	15	A	老年护理基础知识（10:10:00）	10	001	老年人的生理特点	X
									002	老年人运动系统的主要变化	Y
									003	老年人消化系统的主要变化	Y
									004	老年人呼吸系统的主要变化	Y
									005	老年人心血管系统的主要变化	Y
									006	老年人泌尿系统的主要变化	Y
									007	老年人神经系统的主要变化	Y
									008	老年人感觉系统的主要变化	Y
									009	老年人矛盾心理的主要表现	X
									010	老年人自信心理的主要表现	X
									011	老年人自卑心理的主要表现	X
									012	老年人的护理原则	X
									013	老年人睡眠要求	X
									014	老年人常见疾病的主要表现	X
									015	老年人患病的主要特点	X
									016	维生素A缺乏对老年人的影响	Y

续表

鉴定范围									鉴定点		
一级			二级			三级			代码	名　称	重要程度
代码	名称	鉴定比重	代码	名称	鉴定比重	代码	名称	鉴定比重			
A	基本要求 (19:16:05)	20	B	基础知识 (15:14:01)	15	A	老年护理基础知识 (10:10:00)	10	017	维生素 B 对老年人的影响	Y
									018	维生素 C 缺乏对老年人的影响	Y
									019	钙缺乏对老年人的影响	X
									020	水对老年人的重要性	X
						B	相关法律、法规知识 (05:04:01)	5	001	老年人权益的保障	Y
									002	劳动就业原则	X
									003	劳动合同的分类	Y
									004	劳动合同订立的主要条款	X
									005	履行合同的原则	X
									006	我国现行的工资形式	Y
									007	工资的支付方法	X
									008	劳动纪律的概念	X
									009	社会福利机构的管理	Z
									010	老年人社会福利机构的基本规范	Y
B	相关知识 (118:37:05)	80	A	生活照料 (18:11:01)	15	A	清洁卫生 (08:02:00)	5	001	特殊老人清洁口腔的方法	X
									002	特殊老人常用漱口溶液的作用	X
									003	特殊老人清洁口腔的注意事项	X
									004	灭头虱头虮的操作方法	X
									005	灭头虱头虮的药液配制方法	Y
									006	灭头虱头虮后用物的消毒方法	X
									007	褥疮换药的方法	X
									008	褥疮三期的护理	X
									009	褥疮三期的特点	Y
									010	褥疮换药的注意事项	X
						B	睡眠照料 (04:05:01)	5	001	老人睡眠障碍的观察	X
									002	睡眠障碍的表现形式	Z
									003	睡眠障碍的护理	X
									004	帮助睡眠障碍的老人养成良好的饮食和习惯的方法	X
									005	促进睡眠的理疗方法	X
									006	睡眠障碍的诱发因素	Y
									007	睡眠质量的衡量	Y
									008	正常睡眠的定义	Y
									009	睡眠障碍的定义	Y
									010	老人睡眠的特点	Y

续表

鉴定范围									鉴定点		
一级			二级			三级					
代码	名称	鉴定比重	代码	名称	鉴定比重	代码	名称	鉴定比重	代码	名称	重要程度
B	相关知识（118:37:05）	80	A	生活照料（18:11:01）	15	C	饮食照料（06:04:00）	5	001	老人特殊饮食喂食的操作方法	X
									002	老人营养素的需求	Y
									003	治疗饮食的种类	X
									004	治疗饮食的适应对象	Y
									005	老人特殊饮食的注意事项	X
									006	老人空腹八忌	X
									007	鼻饲喂食的方法	X
									008	鼻饲喂食的对象与插管方法	Y
									009	拔鼻饲管的方法	Y
									010	拔鼻饲管的注意事项	X
			B	技术护理（81:20:03）	52	A	给药（07:03:00）	5	001	外用药物的使用方法	X
									002	真菌感染的用药	X
									003	疥疮的用药	X
									004	老年性白内障和急性结膜炎的用药	X
									005	外用药使用的注意事项	X
									006	氧气雾化吸入给药的方法	Y
									007	超声雾化吸入给药的方法	Y
									008	吸入法给药的目的	Y
									009	氧气雾化吸入法注意事项	X
									010	超声雾化吸入法的注意事项	X
						B	观察（09:01:00）	5	001	测量体温、脉搏、呼吸、血压的方法	X
									002	体温、脉搏、呼吸、血压的正常值	X
									003	异常体温、脉搏、呼吸、血压的观察	X
									004	测量体温、脉搏、血压的注意事项	X
									005	老人呕吐物的观察要点	X
									006	呕吐的伴随症状及注意事项	X
									007	协助医务人员给药后的观察	X
									008	过敏反应的防治措施	X
									009	老人服药后的注意事项	X
									010	濒临死亡老人体征的观察	Y

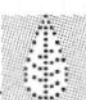

续表

鉴定范围									鉴定点		
一级			二级			三级			代码	名称	重要程度
代码	名称	鉴定比重	代码	名称	鉴定比重	代码	名称	鉴定比重			
B	相关知识（118:37:05）	80	B	技术护理（81:20:03）	52	C	消毒（15:05:00）	10	001	隔离技术的操作方法	X
									002	严密隔离的操作方法	X
									003	呼吸道隔离的操作方法	X
									004	接触隔离的操作方法	X
									005	昆虫隔离法的操作方法	X
									006	保护性隔离法的操作方法	X
									007	疑有传染病床单位的终末处理	X
									008	隔离的原则	X
									009	传染的概念及三个基本环节	Y
									010	常见的传染病类型	Y
									011	常见传染病污染物品的消毒方法	X
									012	隔离技术的注意事项	X
									013	无菌技术的操作步骤	X
									014	无菌技术的注意事项	X
									015	无菌技术的概念	X
									016	无菌技术的原则	X
									017	手提式高压蒸汽灭菌的操作方法	Y
									018	卧式高压蒸汽灭菌的操作方法	Y
									019	预真空压力蒸汽灭菌的操作方法	Y
									020	高压蒸汽灭菌的注意事项	X
						D	冷热运用（04:00:00）	2	001	热应用的操作方法	X
									002	热应用的注意事项	X
									003	冷应用的操作方法	X
									004	冷应用的注意事项	X
						E	护理记录（08:02:00）	5	001	重病护理记录的内容	X
									002	重病护理记录格式	X
									003	个案护理记录的书写方法	X
									004	重病护理记录要求	X
									005	个案护理记录要求	X
									006	重病护理记录的注意事项	X
									007	个案护理记录的注意事项	X
									008	老人护理文件的保管	Y
									009	护理文书保管要求	Y
									010	护理文件保管的注意事项	X

续表

鉴定范围									鉴定点		
一级			二级			三级			代码	名称	重要程度
代码	名称	鉴定比重	代码	名称	鉴定比重	代码	名称	鉴定比重			
B	相关知识（118:37:05）	80	B	技术护理（81:20:03）	52	F	急救（20:07:03）	15	001	急救的学习目标	Y
									002	急救的工作程序	X
									003	外伤出血应急处理的原则	X
									004	外伤出血少的处理方法	X
									005	外伤出血多的处理方法	X
									006	出血包扎的注意事项	X
									007	出血包扎的方向	X
									008	烫伤应急处理的原则	X
									009	烫伤后创面的处理方法	X
									010	呼吸道部分阻塞噎食的处理方法	X
									011	呼吸道完全阻塞噎食的处理方法	X
									012	老人骨折的应急处理方法	X
									013	老人开放性骨折的处理方法	X
									014	骨折固定的材料	Y
									015	骨折固定的方法	X
									016	骨折固定后的血液循环观察	X
									017	创伤的症状表现	Y
									018	创伤后创口程度的判断	Z
									019	创伤出血的症状表现	X
									020	创伤疼痛的症状表现	Y
									021	创伤引起的功能障碍	Y
									022	烫伤的程度划分	Y
									023	一度烫伤的主要表现	X
									024	二度烫伤的主要表现	X
									025	三度烫伤的主要表现	X
									026	咽部的解剖特点	Z
									027	老人噎食的症状表现	X
									028	骨的构造	Z
									029	老人骨折的一般表现	Y
									030	对意外伤害老人处理的注意事项	X

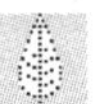

续表

鉴定范围									鉴定点		
一级			二级			三级			代码	名称	重要程度
代码	名称	鉴定比重	代码	名称	鉴定比重	代码	名称	鉴定比重			
B	相关知识(118:37:05)	80	B	技术护理(81:20:03)	52	G	常见病护理(18:02:00)	10	001	高血压病的护理	X
									002	高血压病的临床表现	X
									003	冠心病的护理	X
									004	冠心病的临床表现	X
									005	脑血管意外的护理	X
									006	脑血管意外的临床特征	X
									007	慢性支气管炎的护理	X
									008	慢性支气管炎基本特征	Y
									009	帕金森综合症的护理	X
									010	帕金森综合症的基本特征	X
									011	糖尿病的观察	X
									012	糖尿病的护理	X
									013	痛风的护理	X
									014	痛风的临床特征	Y
									015	骨质疏松症的护理	X
									016	骨质疏松症的临床特征	X
									017	便秘的护理	X
									018	便秘的临床表现	X
									019	老年性痴呆症的护理	X
									020	老年性痴呆症的临床特征	X
			C	康复护理(11:04:01)	8	A	肢体康复(06:03:01)	5	001	肩关节活动障碍的被动运动方法	X
									002	构成关节的基本要素	Y
									003	构成关节的辅助结构	Y
									004	关节的功能	Y
									005	运动型肌肉的介绍	Z
									006	关节被动运动的作用	X
									007	关节被动运动的注意事项	X
									008	指导偏瘫老人穿裤子的方法	X
									009	对老人进行教育性技能训练的注意事项	X
									010	老人使用健康器材的注意事项	X

续表

鉴定范围									鉴定点		
一级			二级			三级			代码	名称	重要程度
代码	名称	鉴定比重	代码	名称	鉴定比重	代码	名称	鉴定比重			
B	相关知识（118:37:05）	80	C	康复护理（11:04:01）	8	B	闲暇活动（05:01:00）	3	001	安排老人欣赏音乐时的方法	X
									002	插花的方法	X
									003	指导老人走象棋的方法	X
									004	音乐欣赏的选择	X
									005	花的象征意义	Y
									006	练习书法的注意事项	X
			D	心理护理（08:02:00）	5	A	沟通协调（08:02:00）	5	001	老人情绪变化的种类	X
									002	对老人不良情绪的疏导内容	X
									003	帮助老人学会情绪转移	X
									004	老人不良情绪产生的原因	X
									005	与老人进行心理沟通的技巧	X
									006	指导老人调节人际交往的矛盾	Y
									007	老人在人际交往中常见问题的解决方法	Y
									008	教会老人如何与人相处	X
									009	人际交往对老年生活的意义	X
									010	老人心理咨询的注意事项	X

第五部分

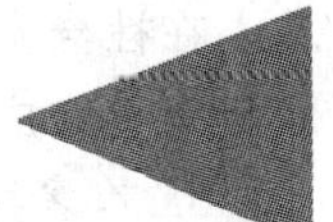

理论知识考试复习要点

养老护理员基础知识复习要点

一、职业道德

（一）职业道德基本知识

1. 职业道德基本概念

（1）道德是调整人和人之间以及个人和社会之间关系的行为规范。

（2）道德的作用是通过社会舆论和个人内心的信念来维持。

（3）道德产生的原因是由人的活动特点决定的。

（4）道德的社会性是指每个人的行为，总会这样和那样地影响到别人。

2. 职业道德基本内涵

（1）每种职业都要有职业的行为规范。

（2）职业道德是现实社会的主导性道德。

（3）职业道德的内容具有社会公共性和示范性。职业道德的加强和改善对社会公德面貌起到关键性的带动作用。

3. 我国社会主义道德建设的内容

（1）我国社会主义道德建设的内容中一个核心，即为人民服务。

（2）我国社会主义道德建设的内容中一个原则，即集体主义。

（3）我国社会主义道德建设的内容中五个基本要求，即爱祖国、爱人民、爱科学、爱劳动、爱社会主义。

（4）我国社会主义道德建设的内容中三个领域，即社会公德、家庭美德和职业道德。

4. 公民道德建设原则

集体主义作为公民道德建设的原则，是社会主义经济、政治和文化建设的必然要求。在社会主义社会，人民当家作主；国家利益、集体利益和个人利益根本上的一致，使集体主义成为调节三者利益关系的重要原则。

5. 养老护理员的职业道德基本内涵

（1）养老护理员的职业道德是规定养老护理员如何运用公共的行为标准，处理与老人之间和老人亲属之间、与同事和社会之间相互关系的准则。

（2）学习和了解养老护理员的职业道德，是为了提高养老护理员自身的道德素质水平，更好地处理好各方面的人际关系，使其和谐、稳定，不断地提高为老人服务的自觉性和养老护理工作的质量。

（3）职业道德是养老护理员在职业活动中应该遵循的行为准则和道德规范。

6. 养老护理员的职业信念内涵

（1）养老护理员在工作中应无论老人条件如何均同等地对待老人。

（2）养老护理员必需具有正确的劳动态度。

（3）养老护理员的工作既是一项繁杂的体力劳动又需要花费相当的脑力。

（4）养老护理员必须具有优秀的团队精神。

（二）职业守则

1. 养老护理员的职业守则的内容

（1）养老护理员职业守则的确定，是以他的职业特点和被服务对象的需求来制定的。

（2）任何人都不能脱离他人、脱离社会而存在，奉献社会主要体现在爱岗敬业上。养老护理员要牢固树立服务第一的观念。

（3）人生的价值，一要看对社会所做的贡献，还要看人格价值，而这都是从职业实践中展开和实现的。

2. 养老护理员仪容仪态的要求

（1）仪容仪态是一个人素质和修养的体现，也是一个人精神面貌的体现。仪容仪态主要包括穿着、打扮、行为举止和个人卫生等方面，在着装方面应力求洁净大方。个人的行为举止是一个人的修养体现。

（2）养老护理员所服务的对象、工作内容要求服装、服饰要符合职业的要求。在穿着方面，要注意衣服各部位不要裸露太多，以得体为宜，不要过于花哨。上班时应穿工作服，注意工作服的清洁、整齐，有污染时及时更换；缺扣子时应立即缝上，禁止用胶布等粘贴衣扣或开线处。

（3）行为举止是仪态方面的一个重要要求。坐、立、站、走都要以轻稳为宜，服务中应穿软底鞋、穿袜，不要赤脚穿拖鞋，以防在搀扶老人时自己站立不稳，发生意外。养老护理员不可随意坐、躺在老人的床上或斜靠在老人的床架上，以免引起老人的反感。

（4）站立的姿势要挺拔，站立时双腿微微分开，收腹，颈、胸在一条线上，双手可在小腹前交叉，或自然垂于身体两侧，也可以采用“稍息”的姿势，以缓解疲劳。

（5）礼仪，一般是指人们在社会交往活动中共同遵守的行为规范与原则，它对于具有服务性质的职业更为重要。

3. 养老护理员礼貌用语要求

（1）文明忌语中有“我管不着”、“不知道”……等等。

（2）礼貌用语表现在对对方适宜的称呼：如果有职称可用职称来称呼老人，也可按老人的意愿称呼。对外也可用“老人家”称呼老人，不可直接用床号称呼老人。

（3）要做到礼貌用语，首先要能体会老人的心理，设身处地地为老人的困难着想。

4. 养老护理员的任务

（1）养老护理的内容范畴，涉及对60岁以上健康老人的护理和伴随老人生理、心理变化带来的有部分功能障碍老人的护理以及患不治之症老人临终关怀护理的人群。

（2）养老护理活动正在逐渐由家庭护理模式向社区、社会养老机构集中护理的方式转变。

（3）养老护理员的基本任务就是为健康老人提供必要的生理、心理、健康娱乐的需求服务；为患病老人或肢体、器官功能障碍的老人提供基本生活照料服务；初级保健和肢体辅助功能训练；协助医护人员进行必要的治疗、护理等活动，充分满足老人身心健康状况的需要。

（4）个体化护理方式：由一名养老护理员负责一名老人。

（5）集中护理方式：由一名养老护理员负责几名老人。

（6）养老护理员通过理论和实际操作的学习，学会护理各种老人的方法，来满足不同层次老人的生理、心理需求。

二、基础知识

1. 老年人正常的生理特点

（1）人体结构从外观上看，由头部、颈部、胸部、腹部、躯干、四肢构成。

（2）如果按各系统的功能来分，又分为运动系统、消化系统、呼吸系统、泌尿系统、脉管系统、生殖系统、神经系统、内分泌系统及感官系统九大系统。

（3）头部由颅部和面部两部分组成。

（4）颈部肌肉可使头部灵活运动，并参与呼吸、吞咽和发音等活动。

（5）胸腔内有心脏、肺脏、有出入心脏的大动脉，静脉血管，还有进入胸腔的食管、气管等组织器官。

（6）人体全身共有大小骨头206块。

2. 老年人运动系统主要变化

（1）老年运动系统出现的主要变化是脊柱纤维弹性变小，加之肌肉萎缩，身高变矮，甚至出现驼背现象。

（2）运动系统中的肌肉，一般是附着在骨骼上，可随意活动。

3. 老年人消化系统主要变化

（1）老人消化系统变化最明显的是牙齿的松动、脱落，胃肠蠕动减缓，消化液分泌减少，使消化功能减弱。

（2）由于老人肠蠕动减慢，加之所用食物中粗纤维较少，容易出现大便秘结，排便困难。

4. 老年人呼吸系统主要变化

（1）呼吸系统由口腔、鼻腔、气管、支气管、毛细支气管、肺、胸膜等组织器官构成。

（2）呼吸系统其生理功能是完成人的呼吸，达到气体的交换。

（3）老人肺活量下降，肺功能减弱。有时还会伴有节律不齐、呼吸暂停等情况。

（4）老年人活动增加、说话多时常感到呼吸急促，呼吸次数明显加快。

5. 老年人心血管系统主要变化

（1）静脉是引导血液回心脏的血管。

（2）老人由于动脉硬化，动脉血管弹性减弱。由于血管腔狭窄、血液流动的阻力，导致血压升高。

（3）老人由于静脉血管弹性降低、静脉变软，静脉回流困难，因而容易出现下肢肿胀和痔疮等。

6. 老年人泌尿系统主要变化

（1）老人肾功能一般改变不大，但由于老人膀胱肌肉萎缩，膀胱内尿的容量减少，膀胱扩约肌的萎缩，往往尿的次数增加。

（2）男性老人因前列腺肥大，有时感到排尿困难，甚至尿潴留；

（3）女性老人因尿道短，尿道肌肉萎缩，经常感到憋不住尿。

（4）老年人由于膀胱肌和膀胱括约肌的萎缩夜尿次数增加。

7. 老年人神经系统主要变化

（1）老人随年龄的增长脑组织逐渐萎缩。神经系统的退行性改变使老人对外界事物反应能力下降，对冷、热、痛反应不敏感。有时不能自控，容易冲动，情绪变化快。

（2）老年人记忆力下降，特别是近期记忆力下降明显，情感脆弱，有时不能自控，容易冲动，情绪变化快。

8. 老年人感觉系统主要变化

（1）老年感觉系统的主要变化是舌苔变厚。

（2）感觉系统的变化会使老年人视觉改变，会出现老花眼症状。

（3）感觉系统变化导致老年人听神经的萎缩，而使听力下降。

（4）感觉系统的变化导致老年人嗅神经细胞萎缩而使嗅觉能力下降。

（5）老人上述各系统的生理变化是逐步的，但如果遇到意外或疾病会很快加速老

人各系统的老化。

（6）老年人除因神经系统的变化导致他们对外界事物反应迟钝外，感官的变化也使他们对外界的反应减少。

9. 老年人的心理健康标准

心理健康的老人其标准是能较好地耐受外来事物的刺激，如对突然的亲人亡故、意外事故，能保持理智，对家庭内部的不和睦之事可以淡然面对。对周边发生的事，能坦然应付，冷静对待出现的困难和遇到的麻烦，而不是手足无措；还能较快医治心理创伤。

10. 老年人主要心理特点

（1）老人心理变化主要有：情绪反应不如年轻人猛烈，对宏观事物多有正确评价，思想淡薄，心境比较平和，很少有激情发作等。

（2）老人的各种生理活动的衰退，也影响老人的心理活动。

11. 影响老人心理变化的主要因素

（1）离退休：老年人退休后，由于角色定位的改变，原来主要以社会角色为主，转而以家庭角色为主。

如果心理不进行调适，就会出现一系列不良的心理现象，如失望、冷漠、沮丧、多疑、怨恨、焦虑、烦恼、急躁、精神不振等现象。

（2）配偶死亡。

（3）家庭矛盾：老人离退休后，与家人相处的时间也较过去多了，家庭中各种矛盾就会突现出来，如住房问题、吃穿问题、婆媳关系等，这些问题困扰老人是最不好处理的。

（4）经济问题。

（5）名誉问题：老人把自己的名誉看得比生命还重要。但如果得不到晚辈的尊重，就会产生心理失落感，甚至认为会被社会遗弃。

12. 老人的矛盾心理的主要表现

（1）自信又自卑心理：老人的年龄、资历、地位、成就、知识、经验、技术、能力等都是老人自信的资本。但是随着年龄的增长，生理功能会逐渐退化，社会工作和交流的减少，又造成了老人的自卑心理。

（2）既想独立又想依赖。

（3）既感温馨又觉孤独：家庭关系和睦，使不少老人感到心理安慰。但子女成家与老人分居后或子女外出工作，使老人心理上感到孤独和寂寞。

（4）既愿奉献又求索取。

（5）种种矛盾心理，在老人中常常见到，但情况也因人而异。

（6）如果有正确的心理保健知识，遇事能顺其自然、战胜自我、控制不良情绪，便能解决矛盾，达到心理平衡。

13. 老年人自信心理主要表现

老年人的年龄、资历、地位、成就、经验、知识、技术、能力等都是老人自信的资本。

14. 老年人自卑心理主要表现

随着年龄的增长，生理功能会逐渐退化，社会工作和交流的减少，知识的老化及经济收入的相对减少造成了老人的自卑心理。

15. 老年人的护理原则

（1）服务与照顾的原则：养老护理员应想到如何通过人性化的服务与照顾使老人的身心各方面的需求得到满足。

（2）人道主义的原则：人道主义是始终贯彻在我们的服务与照顾中的一条主线。

（3）互帮的原则：养老护理员与被护理的老人通过互动以促进老人身心健康，提高老人生活自理能力和提高老人生存、生活质量。

16. 老年人的护理特点

（1）满足老人的生理需求困难多、标准高。老人穿衣要注意舒适。卧床老人要每2小时翻身一次，并观察老人的皮肤有无压红、压伤。

（2）老人对营养的摄入与饮食照顾要仔细。

17. 老年人对营养的摄入及进食要求

（1）老人食物中应有足够的蛋白质，特别是优质蛋白。

（2）老人脂肪消化功能差，血脂高，所以宜进低脂肪的食物，多吃植物油，少食动物脂肪。

（3）老人的饮食宜清淡，一般每天盐的摄入量不超过10克，患高血压的老人每天摄入食盐不应超过5克。

18. 老年人睡眠的要求

（1）健康状态的老人每天需安排9小时以上的睡眠。

（2）70～80岁的老人每天睡眠时间应在10小时以上。

（3）80～90岁的老人每天的睡眠时间应在11小时以上。

（4）睡眠的时间主要安排在中午和夜间。

（5）老人有足够的睡眠时间和良好的睡眠质量，才能消除疲劳，增强机体的抗病能力，达到预防疾病和延年益寿的作用。

19. 提高对老年人安全感要求

（1）老人对满足安全的需要程度增加，老人容易发生跌倒、坠床等意外，老人跌倒的发生率可随着年龄的增高而增加。

（2）每次外出时间不要太长，注意安全防止跌伤、碰伤。

（3）室内设备及环境要安全，物品摆放要有规律，用完以后要物归原处，电器设备应有相应的防护措施，以防发生意外。

20. 老年人的心理护理要点

（1）老人心理及情感脆弱，需要更多地关怀和理解。

（2）养老护理人员应多与老人聊天、互相沟通信息，帮助老人了解更多的信息，使他们参与社会活动的可能性增加，提高他们的生活热情。

21. 老年人常见疾病主要表现

（1）老人各系统器官发生的生理性衰退、抵抗力降低，而导致的某些疾病发病率的增加，这些疾病被人们称之为老年病。

（2）老人机体抵抗力低，免疫功能差，对病原微生物的防御能力减弱，耐受力差，神经系统反应迟钝。

22. 老年人患病的特点

（1）老人由于各器官的反应和敏感性降低，临床表现不明显、不典型，自觉症状少，所以掩盖症状，给诊断带来困难。

（2）老人患病常常是一人多病，在临床上的症状表现也错综复杂，病情较重。

（3）因老年神经系统功能减弱，脑动脉供血不足，老年人患病容易产生意识障碍。

（4）在护理老人时，一定要非常认真、细致，要严密观察病情变化。

23. 老年人营养的主要物质

（1）人的营养主要来自食物：粮食、肉、蛋、菜、油等。

（2）蛋白质：是人体细胞和组织的构成与修复的基本原材料。蛋白质在体内还具有多方面的重要生理功能，如免疫功能、遗传功能等。

24. 维生素 A 缺乏对老年人的影响

（1）维生素：维生素也是一种维持机体正常生命活动的必需物质。

（2）维生素 A 缺乏，宜造成老人夜间视力障碍和黏膜干燥，如出现夜盲、干眼症、萎缩性鼻炎、老年性阴道炎等。

25. 维生素 B 缺乏对老年人的影响

（1）维生素 B 族，有维生素 B1、B2、B6、B12 等。

（2）老人缺乏维生素 B 族，可产生精神、情绪方面的影响，如急躁、爱发脾气、情绪低落，容易疲劳等情况。还容易出现皮肤干燥、皲裂等症状。

（3）维生素 B 族在豆类食品、粗粮、蛋类、瘦肉和绿色蔬菜中含量较多。

26. 维生素 C 缺乏对老年人的影响

（1）维生素 C 对人体有多种生理功能：如能增强人的免疫力，抗衰老；维持毛细血管的完整性与连续性，并能促进铁的吸收，可以解毒、降血脂。

（2）因老人消化功能减退，体内维生素 C 含量明显不足。所以老人特别应补充维生素 C。

27. 钙缺乏对老年人的影响

（1）钙是人体内最活跃的微量元素之一，含量也较为丰富。

（2）老人骨钙丢失过多，造成钙缺乏。这会引起骨质疏松，腰腿酸痛，进而发生脊柱畸形和骨折。

28. 水对老年人的重要性

（1）水的生理功能对人体是非常重要的，是维持人体正常生理活动重要的营养物质，约占人体重量的60%～70%。

（2）水在人体内不是纯水，而是溶解了多种有机物和无机盐的水溶液。

（3）水可以维持人体的血容量，在人血中水可达到80%，大量失水可使血容量降低而导致低血压。

（4）水的来源主要是通过喝水、进食菜汤、食物和体内代谢生成的水。

29. 老年人的合理膳食原则

（1）老年人合理膳食原则是种类多样；多吃蔬菜、水果；奶类、豆制品；适量鱼、禽、蛋；减少食量与适当体力活动；清淡少盐；饮酒适量；食物清洁无变质；补充适量的水分。

（2）奶类和豆制品是人体钙的主要来源。

（3）清淡少盐以减少高血压、心脏病的发生率。

30. 常见的有益老年人健康的食品

（1）燕麦：燕麦可降低胆固醇和甘油三脂，同时可促进肠蠕动，预防便秘。

（2）黑木耳：黑木耳可降低血液黏稠度，预防血栓的形成。

（3）花生：经常食用花生，可增强记忆力，能延缓脑功能的衰退，因为花生中所含的茶素，具有很强的抗衰老功效。

（4）绿茶：绿茶中有一种抗氧自由基，具有抗衰老作用。

三、相关法律、法规知识

1. 老年人权益的保障

（1）老人有从国家和社会获得物质帮助的权利，有享受社会发展成果的权利，禁止歧视、侮辱、虐待老人。保障老人合法权益是全社会的共同责任。

（2）赡养人应当履行对老人经济上的供养、生活上的照料和精神上慰藉的义务，照料老人的特殊需要。

（3）老人依法享有的养老金和其他待遇应当得到保障。有关组织必须按时足额支付养老金，不得无故拖欠和挪用。

（4）老人依法享有的医疗待遇必须得到保障。老人患病，本人和赡养人确实无力支付医疗费用的，当地人民政府根据情况可以给予适当帮助，并可以提倡社会救助。

（5）国家和社会采取措施，开展适合老人的群众性文化、体育、娱乐活动，丰富老人的精神文化生活。

（6）保障老人合法权益是全社会的共同责任。

2. 劳动就业原则

（1）劳动就业方针是指党和国家制定的指导劳动就业工作的总原则。不同时期，劳动就业的方针不同。

（2）平等就业原则：是指劳动者享有平等的就业权利和就业机会。

（3）劳动者与用人单位相互选择原则：是指劳动者自由选择用人单位、用人单位择优录用劳动者。

（4）禁止未成年人就业的原则。

3. 劳动合同的分类

（1）分类：有固定期限的劳动合同、无固定期限的劳动合同、以完成一项工作期限的劳动合同。

（2）无劳动期限的劳动合同：指双方当事人不规定合同终止日期的劳动合同。一般在劳动合同书上只写明合同生效的起始日期，没有规定合同终止日期。

（3）劳动合同是确立劳动关系的法律形式。

（4）劳动合同的终止是指终止劳动合同的法律效力。

4. 劳动合同应具备的条款

劳动合同的内容是指当事人双方达成的劳动权利和义务的具体规定，具体表现为合同条款。

（1）劳动合同期限。

（2）工作内容。

（3）劳动保护和劳动条件。

（4）劳动报酬。

（5）劳动纪律。

（6）违反劳动合同的责任。

劳动合同除前款规定的必要条款外，当事人可以协商约定其他内容。

5. 履行合同的原则

（1）亲自履行原则。

（2）权利义务统一原则。

（3）全面履行原则。

（4）协作履行原则。

劳动部门是劳动合同的签证机关。

劳动合同的履行是指当事人双方按照劳动合同规定条件履行自己所承担义务的行为。

6. 我国现行的工资形式

（1）我国现行的工资形式主要有计时工资、计件工资两种基本工资形式和奖金、津贴两种辅助形式。

（2）工资指基于劳动关系，用人单位根据劳动者提供的劳动数量和质量约定支付的货币报酬。

（3）最低工资指用人单位对单位时间劳动至少必须按法定最低标准支付的工资。

7. 工资的支付方法

（1）工资应以法定货币支付，不得以实物及有价证券代替货币支付。

（2）支付工资时，用人单位必须书面记录支付劳动者工资的数额、时间、领取者的姓名以及签字，并保存2年以上备查。

（3）支付工资时，应向劳动者提供一份其个人的工资清单。

（4）工资必须在用人单位与劳动者约定的日期支付（如遇节假日或休息日，则应提前在最近的工作日支付）。

（5）用人单位应按有关协议或合同规定在其完成劳动任务后即支付工资。

8. 劳动纪律概念

（1）劳动纪律是指在劳动过程中必须遵守的劳动规则和秩序。

（2）劳动纪律是保证劳动者按照规定的时间、质量、程序和方法，完成自己承担的工作任务的行为准则。

9. 社会福利机构管理

（1）社会福利机构是指国家、社会组织和个人举办的为老年人、残疾人、孤儿和弃婴提供养护、康复、托管等服务的机构。

（2）县级以上人民政府部门应当定期对社会福利机构的工作进行年度检查。

（3）社会福利机构中不具备上岗资格的护理人员、特教人员应当接受岗前培训，经考核合格后持证上岗。

（4）社会福利机构变更章程、名称、服务项目和住所时，应当报民政部门审批。

10. 老年人社会福利机构基本规范

（1）为加强老年人社会福利机构规范化管理，维护老年人权益，促进老年人社会福利事业健康发展，特制定本规范。

（2）老年人社会福利机构的宗旨是：以科学的知识和技能维护老年人基本权益，帮助老年人适应社会，促进老年人自身发展。

（3）老年人社会福利机构除应符合本规范外，尚应符合国家现行的相关强制性标准的规定。

养老护理员相关知识复习要点

一、生活照料

（一）清洁卫生

1. 特殊老人清洁口腔的方法

（1）养老护理员在操作前应戴口罩。

（2）养老护理员站于老人右侧，协助老人侧卧或头偏向右侧。

（3）养老护理员用弯血管钳所夹的棉球按先对侧后近侧的顺序，纵向擦洗牙齿的

外侧面，先上后下擦洗牙齿各面，弧形擦洗颊部，最后擦洗硬腭，舌面，舌下。

（4）口腔黏膜如有溃疡，可涂锡类散或冰硼散，口唇干裂者可涂石蜡油。

2. 特殊老人常用漱口溶液的作用

（1）生理盐水：清洁口腔、预防感染。

（2）13%双氧水：口腔感染、有出血者。

（3）14%碳酸氢钠溶液：适用于霉菌感染。

（4）0.1%醋酸溶液：适用于绿脓杆菌感染。

3. 特殊老人清洁口腔的注意事项

（1）认真执行无菌操作原则：一套无菌物品只能供一位老人使用，以防发生交叉感染。

（2）擦洗时每次只能夹取一个棉球，且要夹紧，棉球不宜过湿，以防遗留在口腔内堵塞呼吸道或因吸入溶液引起呛咳等意外。

（3）镊子只能夹取治疗碗内的无菌棉球，绞干棉球时弯血管钳在下方夹紧棉球协助绞干，且保持镊子在上、弯血管钳在下，使镊子保持无菌状态。

（4）昏迷、意识不清的老人禁忌漱口，需用张口器时应从臼齿处放入，再慢慢撑开，不可强行撬开。

（5）对于长期使用抗生素的老人，应注意观察口腔有无霉菌感染。

（6）绿脓杆菌感染者的用物按消毒隔离制度处理，污物应焚毁。

4. 灭头虱头虮的操作方法

（1）养老护理员准备用物，隔离衣及毛巾、梳子等。

（2）养老护理员穿隔离衣，扎紧袖口，带手套。

（3）颈部围毛巾，用别针固定，将头发分为数绺，用刷子蘸灭虱药液擦遍头发，反复浸洗，揉搓头发约10分钟，露耳戴帽包严所有头发24小时。

（4）24小时后用篦子梳去死虱和虮卵，并洗发检查（如发现仍有活虱，需重新用药杀死）。

（5）更换患者衣裤，清理用物，按规定消毒。

5. 灭头虱头虮的药液配制方法

药液配制：百部30g、50%酒精100毫升（或65°白酒100毫升）、食醋30毫升，放于瓶中盖严，48小时后制成可用（或百部30g加水400毫升煮沸半小时后过滤使用）。

6. 灭头虱头虮后用物的消毒方法

（1）凡用过的布类和隔离衣都装入污衣袋，扎紧袋口，用甲醛蒸熏或高压消毒后再清洗。

（2）梳子、篦子用30%的含酸百部酊浸泡消毒后清洗。

（3）脱落的头发、死虱等用纸袋包好焚烧。

7. 褥疮换药的方法

（1）轻轻揭开胶布和敷料，用手取下外层的敷料（勿用镊子），再用镊子按伤口的纵向取下内层的敷料，与伤口粘住的最里层敷料，用盐水湿润后再用镊子揭去。

（2）用“两把镊子”操作，即一把镊子用于接触伤口换药，另一把镊子传递敷料。两把镊子不可接触或交叉使用。用75%酒精棉球消毒伤口周围皮肤，范围超过敷料面积。用0.9%无菌生理盐水棉球轻轻擦拭创面，吸取分泌物（如有坏死组织应及时剪去，并用盐水棉球反复擦拭），不要来回摩擦，以免损伤皮肤。

（3）根据需要用红外线照射疮面，按情况涂药。

（4）按伤口放置敷料，胶布固定。

8. 褥疮三期的护理

第一期　淤血红润期

（1）去除病因，对长期卧床、年老体弱、瘫痪、昏迷等老人，增加翻身次数，每2小时1次，必要时1小时1次。

（2）保护骨突出部分。

（3）物理疗法，促进血液循环。用烤灯（40～50W）照射局部，烤灯距皮肤50厘米，每天2次，每次20分钟。

第二期　炎症浸润期

（1）增加翻身次数，避免局部受压。

（2）减少局部感染。水疱形成后，对于未破小水疱以减少摩擦，防止破裂感染，让其自行吸收。对于大水疱应按无菌消毒原则，用无菌注射器抽尽水疱内的液体，涂以消毒液，并用无菌纱布敷盖固定，以防感染。

（3）物理疗法，促使皮肤干燥结痂。用烤灯（40～50W）照射局部，距离50厘米，时间20分钟，根据机体的耐受力，适当调整距离及强度，防止烫伤。

第三期　溃疡期

（Ⅰ）浅溃疡期。按外科无菌换药原则换药，根据疮面细菌培养及药敏侧定选用药物（抗生素等），分泌物多时增加换药次数。

（Ⅱ）坏死溃疡期。

①按外科无菌换药原则换药，分次分层彻底清除坏死组织，清除坏死组织时要观察老人的机体耐受力。

②保持引流通畅，结合物理疗法，加强营养，增强机体抵抗力。

9. 褥疮三期的特点

褥疮的发生具有阶段性，由轻到重，分为：

第一期　淤血红润期：受压部位出现暂时性血液循环障碍，表现为局部红、肿、热、痛。

第二期　炎症浸润期：局部红肿向外扩展浸润、皮肤呈紫红色、疼痛加剧、常有水疱形成。

第三期　溃疡期：

（Ⅰ）浅溃疡期。水疱破溃、局部感染、浅层组织坏死、溃疡形成。疮面有黄色水样渗出物或脓液。

（Ⅱ）坏死溃疡期。坏死组织侵入真皮层、肌肉层、深至可及骨膜或关节腔、坏死组织呈黑色、有臭味、脓液较多。

10. 褥疮换药的注意事项

（1）换药时严格遵守无菌操作原则，防止因操作不当引起继发感染。

（2）换药过程中应随时观察老人的机体状况并注意保暖，防止受凉。

（3）换药清疮时应防止损伤正常的组织及血管。

（4）换药前后应洗手，然后再接触其他用品。

（5）先换清洁伤口，后换感受染伤口，伤口内外分别清洗。换药时涂药的方法应从外向内消毒。

（6）传染性伤口根据特殊消毒要求处置。

（二）睡眠照料

1. 老人睡眠障碍的观察

（1）了解老人平时上床后多长时间入睡，睡几小时后醒，睡眠过程中一夜醒几次，是否易惊醒，是否做梦。白天是否午睡，午睡时间深、浅。早晨醒后自我感受如何、体力、精力恢复如何。

（2）了解老人活动情况，白天有否室内、外活动或运动，进行何种活动，活动时间长、短等。

（3）情绪如何，有否紧张、焦虑、抑郁、兴奋、激动等不良情绪。是否愉快、有否遇到不如意的事与物，人际关系如何，生活上是否习惯等。

（4）饮食是否有饱胀、饥饿。睡前是否饮过兴奋性的饮料，睡前是否注意个人卫生，睡眠姿势（最好采取右侧卧位）等。

（5）卧室环境、床铺、温度、光线、空气是否合适，是否安静。

（6）是否有安眠药的服药史，服哪种安眠药。

2. 睡眠障碍的表现形式

（1）入睡困难：上床后翻来覆去要持续 30 分钟至 1 小时以上，或想睡却很清醒，而且持续好几天。

（2）睡眠中断即睡眠中途觉醒：睡眠过程中常常醒来，甚至一夜醒几次，睡得很浅，没有熟睡的感觉，睡不深等。

（3）多梦：夜间经常做梦，一般不留记忆，如果醒来能记梦境就是夜间醒来多次才能对梦境在断断续续不完整的记忆。

（4）早醒：清晨，天没亮就醒，比平时醒来时间早 2 小时或更多。

（5）时差节律性睡眠障碍也称昼夜节律性睡眠障碍：一般昼夜节律与人的日常生活节奏相吻合的，如昼夜节奏与个人日常生活不相吻合时，一时不能适应，就会发生昼夜节律性睡眠障碍。

（6）彻夜不眠：整夜迷迷糊糊，眼闭着，但外界声响都能听到，虽躺在床上而意识清醒。

3. 睡眠障碍的护理

（1）环境因素引起的睡眠障碍，可以根据老人的习惯帮助创造一个安静、清洁、空气新鲜、温度适宜、光线幽暗柔和，床铺舒适的睡眠环境。

（2）习惯改变引起的睡眠障碍，对有不良睡前习惯的老人，应给予疏导，婉言告诉老人睡眠对身心健康的重要性。并与老人共同分析造成睡眠不利的原因，提出相应措施，使老人逐渐改变。

（3）心理因素诱发的睡眠障碍，要解除紧张、焦虑、兴奋、激动、抑郁、思虑等情绪和精神刺激，使心理平衡。

（4）有睡眠障碍的老人入睡前尽量不要看电视。

（5）必要时可按医嘱服用安眠药物。

（6）加强营养，促进睡眠。

4. 帮助睡眠障碍的老人养成良好的饮食和习惯的方法

（1）晚餐不吃得太饱或太少，睡前不吃零食，不喝浓茶、咖啡等能使人兴奋的饮料。

（2）午睡时间不要太长，控制在 30 分钟至 1 小时之间。

（3）每天保持有一定时间做力所能及的运动或活动。

（4）饭后、睡前散步，睡前做个人卫生，热水泡脚等良好的习惯。

（5）睡眠时穿宽松、柔软的内衣。

5. 促进睡眠的理疗方法

养老护理员可配合医护人员为睡眠障碍老人做些能促进睡眠的治疗。如体育锻炼、自我放松疗法、理疗、中医中药治疗、针灸、穴位按压、按摩、气功等。切忌参加活动量较大的活动（如打篮球、长跑等）。

6. 睡眠障碍的诱发因素

（1）生理：饮食不当如饱胀、饥饿、睡前喝兴奋性的饮料，如咖啡、浓茶等；随着年龄的增长，大脑老化，分泌睡眠物质减少，睡眠能力下降，相对睡眠时间减少，睡眠容易中断、早醒等。

（2）环境：如卧室内、外噪音，强而刺眼的光线、温度、卧具不舒适、空气混浊等。

（3）习惯改变：如居住环境改变、作息时间等。

（4）心理：如有紧张、焦虑、兴奋、激动、抑郁、思虑等情绪和精神刺激。

（5）疾病：因疾病也会引起老人睡眠障碍。

（6）其他：针对老人产生睡眠障碍的原因，对症进行护理，叮嘱老人晚饭不要吃过饱，睡前 1 小时停止剧烈运动，协助老人采取右侧卧位。

7. 睡眠质量的衡量

睡眠的好与坏要从睡眠时间、质量和觉醒后的效果来衡量。与疾病、睡眠习惯等有关，睡眠时间长不一定质量就一定好。

8. 正常睡眠的定义

指在整个睡眠过程中，未受任何干扰，按需睡眠时间达到，睡眠周期中没有中断、时醒现象。觉醒后自觉得到充分休息，消除了疲劳。能量得到补充而精神百倍，情绪愉快即谓睡眠好也称正常睡眠。

9. 睡眠障碍的定义

指在睡眠过程中，由于外界干扰，没有达到按需睡眠时间，睡眠周期中有中断、时醒现象、多梦浅睡眠等，睡眠觉醒后自觉睡眠不充足，没有充分休息和消除疲劳，自觉疲乏，精神萎靡、困倦等，没有达到睡眠的效果，为睡眠不佳称睡眠障碍。如长期不能纠正，久而久之能影响老人的健康。

10. 老人睡眠的特点

（1）老人的睡眠时间每天只需 6～7 小时，午睡不宜太多，30 分钟至 1 小时足够了。

（2）老人们熟睡时间短，醒得较早。

（3）老人易出现难以入睡，老人机体组织处于老化趋势，所以睡眠也就相对减少。

（4）易睡眠中断，得不到充足的睡眠。

（三）饮食照料

1. 老人特殊饮食喂食的操作方法

（1）备物——核对——护理员洗手，戴口罩——解释——协助老人的饭前准备——协助老人进、喂食。

（2）视老人身体情况取合适体位、姿势（坐位，身体靠近床缘或坐在床旁椅子上，防止进餐时发生误咽，呛咳；卧位，头侧向一边并稍抬高），搁置跨床小桌。

（3）协助老人进食：鼓励老人尽量自己用手拿取面包、小块食物，给老人变换固体、液体食物。

2. 老人营养素的需求：

（1）足量的蛋白质：蛋白质是组成人体的基本成分，蛋白质供给量为 1～1.5 克/日/公斤体重，老人因消化吸收功能下降，肝、肾功能下降，如过量摄入蛋白质对身体不益。

（2）老年人脂肪的摄入量为 1.0 克/日/每公斤体重。

（3）丰富的维生素：维生素是维持正常生理功能所必需的营养素，不提高热能。

（4）无机盐：是构成人体组织的重要材料。

（5）食物纤维：

有利于防止结肠癌的发生。老人排便困难、冠心病、动脉硬化、糖尿病发生率较高，尤其应在饮食中补给足量的纤维素。

（6）充足的水分：水是构成人体组织的主要成分，每天约 2000 毫升左右（包括食物中的水分）。

3. 治疗饮食的种类

特殊饮食是在基本饮食的基础上增加或减少某种营养素，以适应病情的需要，从而达到促进疾病康复的目的。

种类有：高蛋白饮食（每日每公斤体重 2 克）、低蛋白饮食、高热量饮食、低热量饮食、低脂饮食、低盐饮食（每日烹调用盐不能超过 2 ~ 3 克）。低胆固醇饮食（应限制或禁忌食物如动物内脏、猪脑、肥肉、香肠、蛋黄、奶油、禽类及其内脏等）、高纤维饮食（可选用食物如糙米、粗粮、全麦粉、芹菜、韭菜、洋葱、大白菜、竹笋、肉类、奶黄类、禽肉类、苹果、香蕉、菠萝等）、糖尿病特殊饮食等。

4. 治疗饮食的适应对象

（1）高蛋白饮食：适用于高代谢性疾病，如大面积烧伤、肿瘤、肺结核、肾病综合征、贫血、术后恢复期等。

（2）低盐饮食：适用于心血管疾患、急慢性肾炎、肝硬化腹水较轻者。

（3）低胆固醇饮食：适用于高血压、心血管疾病、高胆固醇血症。

（4）高纤维饮食：适用于习惯性便秘、糖尿病、预防高脂血症等。

（5）糖尿病饮食：应严格限制糖的摄入，尽量增加植物油。

5. 老人特殊饮食的注意事项

（1）应随时关心老人，消除老人不良情绪，使老人愉快进餐。如条件许可，可与其他老人一起用餐。

（2）做好开饭前的准备工作如停止非紧急治疗，协助老人漱口或做好口腔护理。

（3）安排老人坐位或半卧位，准备跨床小桌，卧床老人侧卧，头侧向一侧，抬高头胸部，并给以适当的支持。

（4）喂食要细心、速度适中、温度适宜，固态液态轮流喂食，防止食物进入气管引起呛咳、噎食等。

（5）双目失明或眼睛因手术纱布覆盖者，应先告之食物名称，喂食时应尊重老人习惯、顺序、速度、方法等。

（6）适时教育，增进食欲，可与老人讲些有趣的话题。

6. 老人空腹八忌

一忌吃糖。

二忌牛奶、豆浆：牛奶、豆浆富含蛋白质，只有摄入一定的淀粉食品才能滋补身体。

三忌喝酒：因刺激胃黏膜易得胃病。

四忌饮茶：因茶稀释胃液会降低消化功能。

五忌吃蒜：因蒜能引起急性胃炎。

六忌吃香蕉：因香蕉中富含镁，易引起血液中钙、镁失调。

七忌吃柿子：因柿子中的胶酚、果胶、收敛剂等与胃酸生成柿石，引起各种胃病。

八忌洗澡：因空腹洗澡易引起低血糖休克。

7. 鼻饲喂食的方法

（1）鼻饲时应将老人床头抬高 30～50 度。

（2）鼻导管喂食前后注温开水的目的是为了避免鼻饲液在管内积存变质，造成胃肠炎或堵塞管腔。

（3）鼻导管喂食的量为 200 毫升。

（4）鼻导管喂食前后每次喂温开水的量约为 50～100 毫升。

（5）鼻导管喂食时将注射器与胃管相接后要回抽胃液，确认在胃内后再注入食物。

8. 鼻饲喂食的对象与插管方法

鼻饲喂食的对象：

用于昏迷老人、口腔咽部疾病、食管狭窄、拒绝进食（精神病老人）。某些手术后，可由医护人员插入鼻饲管，以保证老人食物营养供给和治疗的需要。

鼻饲喂食插管方法：

（1）老人在鼻导管插管过程中如果出现恶心应暂停片刻，嘱老人做深呼吸或吞咽动作，随后迅速将胃管插入。

（2）鼻导管喂食插管的深度 45～55 厘米。

（3）鼻导管插管过程中如发生呛咳，呼吸困难紫绀等现象时，表示误入气管，此时应立即拔出，休息片刻后重插。

（4）鼻导管插管的验证方法是开口端接注射器抽吸见有胃液，或用注射器从胃管注入 10ml 空气，在胃部听诊器听到过气水声；将胃管末端置于盛水碗，无气体逸出。

（5）鼻导管喂食的对象为昏迷老人，口腔咽部疾病，食管狭窄，拒绝进食的患者。

（6）鼻导管插管时，老人应采取坐位，卧床老人应取右侧卧位。

9. 拔鼻饲管的方法

（1）拔鼻饲管适用于老人停止鼻饲或长期鼻饲需要更换胃管时。

（2）拔鼻导管时用纱布包裹近鼻孔的胃管，嘱老人深呼吸。

（3）拔鼻导管时将弯置于老人颌下，将胃管开口端打开放入弯盘内。

（4）将胃管开口端夹紧放入弯盘内，防止拔管时液体反流。

（5）嘱老人深呼吸，拔到咽喉时快速拔出，以免液体滴入气管。

10. 拔鼻饲管理的注意事项

（1）将鼻饲胃管末端放于盛水碗中，有气体逸出则说明胃管已经在胃内，每次灌食前应检查胃管是否在胃内，确认在胃内，再灌入。

（2）每次灌食前后，先注入少量温开水，冲净胃管，避免食物积存在管腔中变质，堵塞管腔。

（3）每次鼻饲量不超过 200cc，间隔时间不少于 2 小时，鼻饲饲料温度为 38～40℃。

（4）所有用物每日消毒一次。

（5）昏迷老人灌入后，不宜翻身、拍背，以免呕吐及误入气管。喂食品过程中发生呛咳不止，应立即停止。

（6）长期鼻饲老人应每日做口腔护理，胃管应每周更换，晚上末次灌入后拔出，翌日由另一鼻孔插入。

二、技术护理

（一）给药

1. 外用药物的使用方法

（1）在为患疥疮老人涂药前首先帮助老人用热水，肥皂洗澡。

（2）滴眼药水、涂眼膏时应让老人取仰卧位，先用棉签拭净眼部分泌物；右手持眼药水瓶，距眼约 3 厘米，将眼药水滴入下结膜内 1 ~ 2 滴；滴完药水后让老人闭上眼，用消毒棉球轻轻在眼睑上摩，以便药液在眼内扩散；涂眼膏后让老人轻轻闭上眼，用消毒棉球轻轻在眼睑上按摩眼睑 3 分钟，使眼膏分开。

（3）使用碘酊时用棉签蘸碘酊由内向外螺旋型涂患处。

（4）使用滴耳药时，头偏向健侧一边，使患侧耳在上，健侧耳在下。

（5）直肠栓剂给药时老人应取左侧卧位，膝部弯曲。

（6）养老护理员给老人直肠给药时嘱老人做张口深呼吸，勿屏气，全身放松。

2. 真菌感染的用药

（1）水疱型手足癣用复方雷琐辛搽剂，冰醋酸溶液治疗。

（2）角化型足癣主要表现为足底，足缘和足跟部皮肤角质增厚，粗糙，脱屑。

（3）糜烂型的手、足癣的用枯矾粉或足粉治疗，待干燥脱皮后用克霉唑霜。

（4）角化型手、足癣的用克霉素霜治疗。

（5）足癣由接触而传染，传染方式为与病者共鞋，袜，毛巾等接触传染。

（6）糜烂型足癣有特殊恶臭味。

3. 疥疮的用药

（1）疥疮的用药原则是早发现，早隔离，早治疗。

（2）疥疮的外用首选药为硫磺软膏。

（3）疥疮的治疗应早晚各 1 次涂药，连续 3 天。

（4）患疥疮的老人穿过的衣服和被褥要煮沸消毒，涂药 3 日后洗澡更衣。

（5）疥疮是由疥虫引起的接触传染性皮肤病。

（6）疥疮的好发部位是指缝，肘窝，腋窝，脐周等部位。

4. 老年性白内障和急性结膜炎的用药

（1）白内停滴眼液应现配现用，1 个月内用完。

（2）急性结膜炎常用氯霉素眼药水治疗。

（3）患急性结膜炎的患者的用物要做好洗脸用具，毛巾，手帕等用物要严格与他人分开。

（4）急性结膜炎俗称红眼病。

（5）老年性白内障多发生于50岁以上老人。

（6）老年性白内障主要表现为视力下降甚至失明。

5. 外用药物使用的注意事项

（1）碘酊有刺激性，不宜用于伤口、黏膜的消毒。

（2）碘酊易挥发，应密闭保存。

（3）为老人涂碘酊后应注意老人有无过敏反应。

（4）为老人滴眼药水前应洗净双手，防止交叉感染。

（5）对红眼病老人应进行床边隔离，眼药水不可以和他人合用。

（6）滴眼药水前应检查眼药水有无变色、混浊、沉淀。

6. 氧气雾化吸入给药的方法

（1）重症老人氧气雾化吸入时应取侧卧位。

（2）老人雾化吸入给药时应取坐位或半坐卧位。

（3）氧气雾化吸入的氧流量为6～10升分钟。

（4）氧气雾化器的面罩和口含嘴的消毒应浸泡在消毒液中1小时。

（5）氧气雾化吸入时将雾化吸入器放入老人口中，嘱老人吸气时，用手指按住雾化器口，呼气时松开。

（6）超声雾化吸入完毕后，先关氧气流量开关再关电源开关。

7. 超声雾化吸入给药的方法

（1）超声波雾化时雾化量一般调节至中档。

（2）超声波雾化接通电源后要预热3分钟，再开雾化开关。

（3）超声波雾化吸入时要在水槽内加冷蒸馏水250毫升。

（4）超声雾化吸入要先关雾化开关，再关电源开关。

（5）超声波雾化吸入给药时要在药罐内加入所需药液稀释至30～50毫升。

（6）超声雾化完毕，倒掉水槽内的水，擦干水槽以备再用。

8. 吸入法给药的目的

（1）消炎、解痉、镇咳、祛痰。

（2）预防、治疗呼吸道感染。

（3）湿化呼吸道。

（4）氧气雾化的吸入时间为10～15分钟。

（5）雾化治疗的病人应神志清楚。

9. 氧气雾化吸入法注意事项

（1）在为老人做氧气雾化吸入治疗时，严禁接触烟火和易燃物品。

（2）氧气雾化吸入器为玻璃制品，使用中要注意安全。

（3）对初次使用雾化吸入器者，应嘱老人做深呼吸，吸气后屏气1～2秒，效果更好。

（4）为避免氧气雾化吸入的药液被湿润的氧气所稀释，氧气流量表上的湿化瓶内不加水。

10. 超声雾化吸入法的注意事项

（1）水槽内必须有足够的冷蒸馏水，雾化罐内须有液体，方可开机。

（2）水槽及药罐内切忌加温水或热水，水槽内水温超过50℃应关机，调节冷水。

（3）每次使用完毕，应将雾化罐，面罩，口含嘴浸泡于消毒液中浸泡1个小时，冲净。

（二）观察

1. 测量体温、脉搏、呼吸、血压的方法

（1）腋下测温所需时间为10分钟；口腔测温所需时间为3分钟；直肠测温所需时间为3分钟。

（2）消毒体温表的消毒液应定期更换，冷开水每日更换一次，常用的清洁消毒的溶液有消毒灵、碘伏、酒精、过氧乙酸。

（3）养老护理员给老人测量脉搏时将食指、中指和无名指放在老人桡动脉表面，压力大小以能清楚触及脉搏为宜，一般情况下测30分钟，将脉搏数乘以2，为脉搏数。

（4）养老护理员给老人测量血压时当从听诊器中听到第一声搏动时，此时汞柱所指刻度为收缩压，血压用分数表示（收缩压/舒张压）。

2. 体温、脉搏、呼吸、血压的正常值

（1）老年人由于代谢低，体温常在正常范围的低值。

（2）发热程度的划分以人体口温为标准，其正常值为36.5～37.5℃。

（3）老年人正常的脉搏为每分钟55～80次。

（4）正常老人的呼吸次数为每分钟16～20次。

（5）血压的生理变化随着年龄的增长而增高，上午的血压较高，以后逐渐下降，夜晚血压最低。

（6）成人安静时的血压为收缩压为90～140mmHg，舒张压为60～90mmHg。

3. 异常体温、脉搏、呼吸、血压的观察

（1）发热的划分：发热程度的划分以口温为标准。低热37.3～38.0℃；高热39.1～41.0℃；中热38.1～39.0℃；超高热为41.0℃以上。

（2）发热时体温每升高1℃，脉搏则每分钟增加10～15次。

（3）异常呼吸的观察要点：呼吸频率、呼吸节律、呼吸深度、呼吸异常等。

（4）高血压是指收缩压达到160mmHg或以上和舒张压在95mmHg或以上者。

4. 测量体温、脉搏、呼吸、血压的注意事项

（1）测量血压前要休息30分钟，防止所测血压不准确。

（2）直肠或肛门手术者不可用肛门测量法。

（3）为偏瘫老人测脉搏时应选择健侧肢体，不可有拇指测量。

（4）测量体温前应检查体温表有无破损。

（5）不慎咬破体温表而吞下水银时，可立即口服大量蛋清、牛奶或进食大量韭菜等粗纤维食物，使水银被包裹而减少吸收。

（6）测量血压时，血压带松紧适合，不可过紧或过松。

5. 老人呕吐物的观察要点

（1）普通呕吐物呈酸味。

（2）胃内出血的内容物呈碱味。

（3）呕吐物呈绿色时提示有胆道疾病。

（4）呕吐滞留在胃内时间较短的血液呈鲜红色。

（5）呕吐常不是单独出现，常与恶心、腹泻、发热、头痛等病症相伴出现。

（6）呕吐的观察要点为呕吐的次数、量、颜色、气味和伴随的症状。

6. 呕吐的伴随症状及注意事项

（1）呕吐伴腹泻常见于食物中毒、急性肠炎、细菌性痢疾。

（2）中枢神经系统疾病的呕吐为喷射状呕吐。

（3）呕吐伴便秘要警惕肠梗阻。

（4）呕吐伴腹泻是临床上较常见的一种并发症。

（5）对危重老人要将呕吐情况记录在特别护理记录单上。

（6）对老人呕吐的观察要认真，仔细，及时。

7. 协助医务人员给药后的观察

（1）常见药物的副反应有胃肠道反应、肝脏反应、泌尿系统反应、循环系统反应、呼吸系统反应和神经系统反应。

（2）老人发生不良反应的原因是低抗力下降，代谢功能低下，药物吸收功能低下等。

（3）过敏性休克的症状：

呼吸道阻塞症状：胸闷、心悸、喉头堵塞感、呼吸困难等。

微循环障碍症状：面色苍白、畏寒、冷汗、脉搏微细、血压下降等。

中枢神经系统症状：烦燥不安、意识丧失、昏迷、抽搐、大小便失禁等。

其他症状：如皮疹、荨麻疹、咳嗽等。

8. 过敏反应的防治措施

（1）预防各种药物引起的过敏反应、详细询问病史极为重要。

（2）常见的过敏药物有青霉素、链霉素、磺胺类药物等。

（3）对无过敏史的老人，在用青霉素前都必须做青霉素皮试，超过 24 小时的重做。

（4）在使用某种药物后发生皮疹且逐渐增多时最好立即停药，同时给予抗组织胺类药物治疗。

（5）出现较严重的过敏反应时应分秒必争地进行抢救、宜就地抢救，切忌远道运送，可采用肾上腺素、肾上腺皮质激素、抗组织胺药物等进行抢救。

（6）过敏反应较严重时，肾上腺素为首选药物。

9. 老人服药后的注意事项

（1）某些易引起过敏反应的药物在使用过程中要认真核对，不能乱用。

（2）对某些易引起过敏反应的药物如青霉素、磺胺类药物、使用前要详细询问过敏情况。

（3）使用易过敏的药物前要详细询问过敏情况，使用时要认真核对，必要时备好抢救药品，使用后要勤巡视观察。一旦出现过敏现象，立即协助医师进行抢救。

（4）观察要仔细，记录要及时、正确。

10. 濒临死亡老人体征的观察

（1）濒临死亡期（临终状态）：机体出现意识模糊或消失、反射迟钝、心跳减弱、血压降低、呼吸微弱或出现潮式呼吸。潮式呼吸是一种由浅慢到深快，然后再由深快到浅慢的呼吸，之后经过一段时间的呼吸暂停，再开始上述新的周期性呼吸。

（2）临床死亡期：心跳呼吸完全停止，瞳孔散大固定，所有反射均消失，临床死亡期大脑处于深度抑制状态，但各种组织中仍然进行着微弱的代谢过程，重要器官的代谢尚未停止。

（3）生物学死亡期：是死亡的最后一个阶段。

（三）消毒

1. 隔离技术的操作方法

口罩的正确使用：

（1）戴口罩前先洗手。

（2）将口罩罩住口鼻部位并系带。

（3）取下口罩时，双手并握住口罩两侧带子，将污染面折向内面。

隔离帽的使用：

戴帽时须将所有的头发戴入帽内，取下隔离帽时要将污染面折向内面。

隔离衣的使用方法：

（1）脱下的隔离衣，在污染区污染面向外，在半污染区则清洁面向外，如隔离衣不再穿则清洁面向外投入污物袋。

（2）隔离衣只能在隔离区使用。

洗手的方法：

洗手可按六步法擦搓双手1分钟。

取避污纸的方法：

取避污纸时必须从页面抓取，不可掀页撕取，避免污染避污纸。

2. 严密隔离的操作方法

（1）工作人员进入严密隔离房间的着装要求为穿隔离衣，戴口罩。

（2）严密隔离房间的室内空气及地面要每天用紫外线灯管或消毒液喷洒消毒。

（3）严密隔离老人的排泄物、分泌物应先严格消毒处理，再排放。

（4）严密隔离法的设施是，外挂醒目的标志；在进入隔离区域处放置脚垫；脚垫

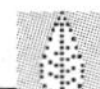

要始终保持湿润，定时用2%消毒灵溶液喷，禁止其他人员随便进出。

（5）隔离法适用于霍乱、鼠疫、白喉、播散性带状疱疹等传染病。

（6）严密隔离的房间门窗要关闭。

3. 呼吸道隔离的操作方法

（1）呼吸道隔离的房间要求保持室内空气流通，每日用紫外线灯管照射或用过氧乙酸喷雾消毒。

（2）呼吸道隔离法适用于肺结核、流行性脑膜炎、百日咳、流行性感冒等传染病。

（3）护理员进行护理操作前戴口罩、帽子，必要时穿隔离衣。

（4）老人口鼻分泌物须经严格消毒处理后方可排放。

4. 接触隔离的操作方法

适用于气性坏疽、狂犬病、破伤风、大面积烧伤感染等。

（1）老人应住单独房间，不接触他人。

（2）凡患病老人接触过的一切物品，均须先灭菌、再清洁、消毒、灭菌。

（3）凡患病老人伤口分泌物污染的敷料须焚烧。

（4）污染的物品应放入带盖的分类桶中进行消毒处理。

5. 昆虫隔离法的操作方法

适用于凡由昆虫为媒介而传播的传染病，如乙型脑炎、疟疾、斑疹伤寒、流行性出血热等。

6. 保护性隔离法的操作方法

适用于白血病、器官移植、免疫缺陷、大面积烧伤等。

（1）老人应住单独房间。

（2）保护性隔离对工作人员的要求是进行护理操作前准备好操作用物，穿隔离衣、戴口罩、帽子。

7. 疑有传染病床单位的终末处理

（1）将老人转至其他房间。

（2）关闭门窗，打开床旁桌，摊开棉被，竖起床垫，用消毒液熏蒸。

（3）熏蒸后打开门窗，用消毒液擦拭家具。

（4）被服类放入污物袋，专门消毒处理后再清洗。

（5）床垫、棉被、枕心也可用日光暴晒法处理或紫外线照射消毒，并做好记录。

（6）污染物品应放入带盖的分类桶中进行消毒。

8. 隔离的原则

（1）隔离居室或隔离床前悬挂隔离标志，门口放有浸消毒液的脚垫。

（2）护理人员进入隔离室要穿工作衣，戴口罩，必要时穿隔离衣。

（3）严格执行探视制度，向住养对象或家属做好解释说明，以取得合作。

（4）做好住养对象的思想工作，解除他们的恐惧和紧张。

（5）穿隔离衣前必须将护理操作用物都准备齐全。

（6）要经医生下达医嘱后才可解除隔离。

（7）隔离住养对象用过的物品不可用于其他住养对象。

9. 传染的概念及三个基本环节

（1）传染病流行过程有 3 个基本环节：病原体、受感染的动物、隐性感染者。

（2）病毒性肝炎的潜伏期为 2～3 周。

（3）人群的易感性决定于人群中每个人的免疫状况。

（4）传染的概念是人体同侵入的病原体相互作用、相互斗争的过程。

（5）传染的基本环节缺一不可，否则就不可能引起传染。

10. 常见的传染病类型

常见的传染病类型有呼吸道传染病、消化道传染病、虫媒传染病和动物源性传染病，动物与人之间易引起传染。

（1）呼吸道传染病：流行性感冒、带状疱疹、白喉。

（2）消化道传染病：病毒性肝炎、伤寒、副伤寒、霍乱、细菌性食物中毒、阿米巴病。

（3）虫媒传染病：流行性乙型脑炎、斑疹伤寒。

（4）动物源性传染病：流行性出血热、狂犬病。

11. 常见传染病污染物品的消毒方法

（1）常见传染病排泄物、分泌物用漂白粉消毒，痰放在蜡纸盒内焚烧。

（2）常见传染病污染物餐具、茶具用消毒液浸泡，煮沸消毒。

（3）常见传染病的污染物布类、衣服用煮沸消毒、消毒液浸泡、高压灭菌。

（4）常见传染病污染物品枕心、被服、毛纺织品在日光暴晒 6 小时以上进行消毒。

（5）常见传染病剩余的食物消毒方法是煮沸 30 分钟后倒掉。

（6）常见传染病病室的消毒方法是熏蒸消毒。

12. 隔离技术的注意事项

（1）隔离衣有大、中、小之分，穿着时的长度应过膝，遮住工作衣，长短合适。

（2）一次性口罩 4 小时更换，纱布口罩一般一天一更换。

（3）污染区挂隔离衣时污染面在外；在清洁区挂隔离衣时污染面在内；挂隔离衣时勿使衣袖露出或衣边污染面盖过清洁。

（4）隔离衣应每天更换。

（5）隔离衣只能在隔离区域使用，穿隔离衣后不得进入清洁。

（6）纱布口罩的纱布以 12～16 层为宜。

13. 无菌技术的操作步骤

（1）取无菌溶液前要仔细核对；开启瓶盖，用食指与拇指或用双手拇指于标签侧将瓶塞拉出；将贴有标签的一面握于掌中，倒出少许溶液冲洗瓶口；已打开过的溶液只能保存 24 小时。

（2）打开无菌包的内层用无菌持物钳打开。

（3）铺无菌盘的区域必须清洁、干燥；无菌巾避免潮湿；操作时不能讲话；无菌面不可触及衣袖。

（4）备好的无菌盘在4小时内有效。

（5）用持物钳到较远的地方取物时，应将持物钳或镊和容器一起移到操作处，就地使用。

（6）打开无菌容器时，将盖内面向上置于稳妥处。

14. 无菌技术的注意事项

（1）无菌溶液的颜色为澄清，无色，无沉淀，无絮状物，已打开过的无菌溶液能保存的时间是24小时。

（2）持物钳及其浸泡溶液每周清洁、消毒一次，同时更换消毒液。

（3）戴无菌手套时，手套大小要合适；查对无菌手套的灭菌日期；未戴手套的手不可触及手套的外面；如发现手套有破裂，应立即更换。

（4）无菌包打开后24小时以后不能再用，必须重新灭菌。

（5）使用无菌容器时手不能触及容器边缘及内面，只能托住无菌容器的底部。

（6）取无菌溶液时，应先倒出少许，冲净瓶口，再于原处倒出所需溶液。

15. 无菌技术的概念

无菌技术时指在医疗、护理操作中，防止一切微生物侵入人体和防止无菌物品、无菌区域被污染的操作技术。无菌物品或无菌区域是指经过灭菌处理后未被污染的物品或区域。

16. 无菌技术的原则

（1）无菌操作前60分钟通风并停止清扫地面，减少走动，以降低室内空气的尘埃。

（2）无菌操作前工作人员要穿戴整齐，戴好帽子、口罩，帽子要遮全头发，口罩须盖遮住鼻子。清洗双手，修剪指甲，不要戴各种手饰，必要时戴手套。

（3）一份无菌物品只能供一次使用。无菌物品一经取出，即使未用也不可放回无菌容器中去。

（4）无菌物品与有菌物品要分开放置。未使用过的无菌包有效期为7天，过期包与包布受潮湿都不能使用，无菌包外要注明物品名称，灭菌日期、物品有效期。

17. 手提式高压蒸汽灭菌的操作方法

（1）在隔离层内加水。

（2）在锅下加热后开排气阀，排尽冷空气，再关闭，继续加热。

（3）温度可达121.3℃时，维持时间为20～30分钟。

（4）移去热源，进行排气，待压力降到“0”时，将盖子慢慢打开（防止突然开盖，大量冷空气进入，使得蒸汽凝成水滴，致使物品受潮以及玻璃物品发生爆裂）。

18. 卧式高压蒸汽灭菌的操作方法

（1）卧式高压蒸汽灭菌压力达到15磅/平方厘米，温度达到121.3℃，时间经15～30分钟，即可达到灭菌的目的。

（2）待压力指针升到0.7公斤/平方厘米（10磅/平方厘米），温度达115℃时，立即打开放气开关，使锅内的空气放尽。

（3）当压力表指针重降到“0”位置时，再关闭放气开关，继续加热。

（4）卧式高压蒸汽灭菌的操作过程中，如时间、压力均达到了灭菌的目的时，应停止供热，打开放气开关。

（5）待压力表指针回至“0”处后，再慢慢开启锅门，放尽蒸汽。

（6）待蒸汽放尽，取出物品。

19. 预真空压力蒸汽灭菌的操作方法

（1）将蒸汽通入夹层，使压力达107.8kpa（1.1kg/cm），预热4分钟。

（2）当温度达132℃，维持灭菌时间4～10分钟。

（3）停止输入蒸汽，再次抽真空，使灭菌物品迅速干燥。

（4）通过过滤后洁净干燥空气，使灭菌室压力恢复为“0”，温度降到60℃以下，便可开门将物品取出。

20. 高压蒸汽灭菌的注意事项

（1）高压蒸汽灭菌容器（锅）的使用要按照国家有关规定，持证上岗。

（2）灭菌物品在灭菌之前都必须清洗干净，擦干或晾干。

（3）灭菌柜室内物品不能装得太拥挤。

（4）每件物品灭菌前都要贴上化学指示带（3m胶带），在上注明灭菌日期（有效期为1～2周，梅雨季节为1周）、物品名称。

（5）布类物品应保持干燥，并放在金属或搪瓷类物品之上，防止受潮，灭菌后待烘干后才可取出使用。

（6）溶液灭菌时，瓶内液体不可太满，可盛2/3容积。

（四）冷热应用

1. 热应用的操作方法

（1）湿热敷的时间一般为15～20分钟，临床上常用于消炎镇痛，如眼睑麦粒肿早期及扭伤后期、腰肌劳损、肌肉注射后局部硬结等，热敷部位应涂上凡士林，其面积应大于热敷面积。

（2）热水坐浴的时间一般为10～20分钟，可减轻局部痉挛及疼痛（如痔疮等）、清洁肛门及会阴区，预防伤口感染。

2. 热应用的注意事项

热敷：

（1）热敷时热水温度不宜过高，防止烫伤。

（2）在热敷过程中，应随时观察老人的皮肤颜色及全身感觉，发现异常立即停止热敷，必要时与医生取得联系。

（3）伤口部位做热敷时，应按无菌操作规程进行，敷毕按无菌换药法处理伤口。

（4）面部做热敷时，敷后半小时方可外出，以防感冒。

热水坐浴：

（1）老人坐浴时，应随时观察老人的全身及局部情况，如有异常，立即停止坐浴并进行处理。

（2）添加热水时，应让老人身体离开坐浴盆，温度适宜后再让老人坐入，防烫伤。

（3）冬天坐浴时应注意居室温度，做好老人保暖工作。

（4）记录内容包括坐浴时间、老人反应等。

（5）如有伤口，浴盆及溶液均需无菌，有急性盆腔炎的老人不宜坐浴。

3. 冷应用的操作方法

（1）酒精擦浴时，酒精的浓度为25%～35%。

（2）温水擦浴每侧肢体应擦3分钟，水温为32～34℃。

（3）酒精擦浴与温水擦浴均应从颈外侧开始擦。

（4）酒精擦浴的室温为21～24℃。

（5）温水擦浴后30分钟，测量体温，做记录。

4. 冷应用的注意事项

（1）温水或酒精擦浴中，应随时观察老人的全身及局部反应，如皮肤出现发绀、青紫、面色苍白、寒战等反应时立即停用。

（2）心前区、腹部、足底部位禁用温水和酒精擦拭，因心前区用冷易引起反射性心率减慢；足底用冷可引起反射性末梢血管收缩而影响散热。同时对冷敏感、心脏病、体质虚弱老人慎用。

（3）擦浴过程中，按需换盆、换水、换毛巾。

（五）护理记录

1. 重病护理记录的内容

（1）时间：每记录一项，应先注明时间：×年×月×日、×时×分，记录准确。

（2）入量：包括老人的饮水量、输液量、饮食量（固体食物应计算含水量）、与实际进入老人体内的液量。

（3）出量：包括尿量、粪便量、呕吐物量、渗出物及引流液的量。

（4）病情记录：包括老人的体温、脉搏、呼吸、血压、意识状态；老人主诉及主要病情变化，给予的各种治疗和护理措施及效果，老人的精神状态等。

2. 重病护理记录格式

（1）楣栏：包括居室、床号、老人姓名、入院号、记录日期，用蓝笔填写。

（2）白班记录时间，由上午7时至下午7时用蓝笔记录；中、夜班由下午7时至次晨7时则用红笔记录。

（3）出入量：一天总结两次，白班护理员下班前用铅笔在记录的最后一行下划横线，总结白天出入量，夜班养老护理员负责总结24小时出入量，在记录的最后一行下划一红线写出全日的出入量。

3. 个案护理记录的书写方法

（1）收集填写个案信息。

一般资料：记录人签名。

主观资料：现时患有疾病及身体状况；饮食、休息、睡眠、排泄习惯及嗜好。

心理社会状况：精神心理状态、交流沟通能力、住院顾虑与家属配合程度。

客观资料：

①身体评估：体温、脉搏、呼吸、血压、身高、体重及身体各系统的检查结果、皮肤受损情况、认知感受形态。

②心理社会评估。

③日常生活情况评估：行动、位置转移、洗澡、穿衣、个人卫生/仪容、进食、二便等自理程度或需要帮助程度的评估。

（2）根据老人入院综合评估结果，确定主要存在的护理问题。

（3）制订个案护理计划，包括日期，护理诊断及诊断依据，护理目标等。

（4）对实施的护理措施进行记录：即记录老人每天的护理活动或病情突然变化所采取的护理措施。

（5）出院指导记录：主要记述对老人出院后的休息、饮食、功能锻炼、服药等方面的注意事项做的具体指导，对仍存在的护理问题建议家属继续采取的护理措施。

4. 重病护理记录要求

（1）重病护理记录常用于病重、特殊治疗，须严密观察病情，掌握老人全面情况及需要记录出入量者。

（2）要求养老护理员密切观察病情变化，记录及时、准确、真实、具体。

（3）老人出院后应将重病护理记录单归入档案内。

5. 个案护理记录要求

（1）个案护理记录的表式可根据本单位的情况制订个案记录表、构成记录的内容和标准。但要求记录必须认真及时、内容真实正确。书写规范符合惯例，记录频率主要取决于老人健康状况。

（2）书写一份完整的个案护理记录，是中级护理员必须掌握的基本技能和重要的工作内容。完整的个案护理记录是养老护理员护理工作中的一份全面记录和总结，也是总结护理经验、充实教学内容、进行护理科研的重要资料。通过书写也能体现出养老院护理质量和护理水平，因此，养老护理员必须努力学习，以极端负责的精神和实事求是的科学态度，严肃认真地书写个案记录。

6. 重病护理记录的注意事项

（1）必须在密切观察老人的病情的基础上真实记录，不得随意涂改。

（2）凡是病情变化较快的危重老人或使用特殊药物需要密切观察的老人，应每隔60分钟记录一次，以便及时发现病变。

（3）养老护理员在观察病重老人时，如发现病变应及时通知医务人员，如医生未开医嘱，仍需在记录单上注明已通知医生，未予任何处理。

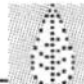

（4）重病护理记录每班小结并签全名。

（5）记录要准确、具体，避免使用含糊不清的字词。

（6）停止重病护理记录要有病情说明及总结。

7. 个案护理记录的注意事项

（1）个案护理记录必须真实、完整、可信。

（2）住院个案护理的记录是一个连续的过程。

（3）记录应按日期、时间的顺序书写。

（4）记录者应在个案记录上签全名及日期。

（5）签名的护理员必须为自己所做的记录负责。

（6）记录应用蓝黑钢笔书写。

8. 老人护理文件的保管

（1）护理交班记录由护理部保存 1 年。

（2）护理交班记录由生活区保管满 1 个月上交一次。

（3）出院后的护理记录要求内容齐全，依序整理，装订成册，上交档案室，按编号排列。

（4）在院期间的护理记录随老人健康档案一起放于固定位置。

（5）出院或死亡老人的护理记录同健康档案按出院顺序整理好。

9. 护理文书保管要求

（1）保管护理文书的居室应清洁、干燥，通风，有防潮设施。

（2）护理文书应按年月日期有序放置。

（3）保持护理文书的整洁，防止破坏和残缺。

（4）任何人不得擅自将护理文书携出保管室。

（5）老人出院后应立即将护理文书随同病案一起整理好归档统一保管。

10. 护理文件保管的注意事项

（1）记录不能遗失、涂改或伪造。

（2）护理记录应保持整洁，防止修改。

（3）护理记录保存环境应注意干燥通风、防霉、防蛀、防鼠、防潮、防火、防盗。

（4）护理记录用能长期保存的钢笔书写。

（5）记录由有养老护理执业资格的护理员签名或复签。

（六）急救

1. 急救的学习目标

通过学习和培训，使学员在医务人员的指导下，初步掌握对外伤出血、烫伤、噎食、摔伤骨折等意外伤害的应急处理方法。

2. 急救的工作程序

养老护理员在为老人提供服务的过程中，应尽可能地预防老人意外伤害的发生。一旦发生意外伤害，养老护理员头脑一定要保持冷静，千万不能手足无措或手忙脚乱、大声喧哗，但也不能掉以轻心。首先要报告医师，同时运用自己掌握的知识进行应急处理。

3. 外伤出血应急处理原则

包扎伤口、抬高患肢、使出血停止。

4. 外伤出血少的处理方法

出血少而缓者，可以采用压迫法止血，用消毒的棉花、纱布（或干净的手绢、毛巾）放于出血点上，并用手指压住；也可以采用冷凝法，用棉花、纱布浸透消毒的冷水或等渗出盐水按住出血点，或用创可贴。

5. 外伤出血多的处理方法

出血量大时，应用加压包扎止血法，用无菌或干净敷料填塞伤口外加消毒或干净的纱布压垫，再用绷带加压包扎，也可将关节屈曲加压包扎。

6. 出血包扎的注意事项

包扎时松紧要合适，既要止血，又不阻断肢体的血液循环。

7. 出血包扎的方向及范围

进行包扎时，绷带要从远端开始包扎，上下超出伤口 4～5cm，如果继续出血渗透了敷料，可再加敷料包扎。

8. 烫伤应急处理的原则

立即离开烫伤源，终止烫伤，然后脱去或剪开衣服，不要强扯，以免加重皮肤损伤。

9. 烫伤后创面的处理方法

用消毒或清洁敷料简单覆盖创面，避免污染和再损伤，尽可能地保护好创面，千万不要擅自在创面上涂抹药物。

10. 呼吸道部分阻塞噎食的处理方法

老人只是呼吸道部分阻塞而仍能交换空气和咳嗽，则此时不必马上取出噎住的食物，同时让老人取端坐位。

11. 呼吸道完全阻塞噎食的处理方法

老人如已失音，不能咳嗽，也不能换气，并紧拽自己的脖子，则呼吸道已完全阻塞，应立即报告医生，同时让老人取端坐位，用手掌根在老人背部两肩胛之间连续敲击四下或在老人的上腹部、下胸部用力向上挤压四下。用上述两种手法急救后食物仍留在喉部或咽部，则用手指探入取出食物可获成功。

12. 老人骨折的应急处理方法

（1）对摔伤后疑为骨折的老人，不能随意搬动，必须做可靠的临时固定，防止因骨折断端活动而造成新的损伤，减轻疼痛，预防休克。

（2）临时固定的范围应包括骨折处的上、下两关节。

13. 老人开放性骨折的处理方法

对开放性骨折必须先行止血、包扎，再固定骨折肢体。

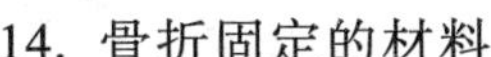

14. 骨折固定的材料

可用绷带、棉垫、木夹板等，也可采用树枝、竹竿、木棍、纸板、书卷、雨伞、毛巾、腰带做代用品。

15. 骨折固定的方法

固定夹板与肢体之间要加棉垫、衣片等衬垫，防止皮肤受压损伤；四肢固定要露出指、趾尖，便于观察血循环。

16. 骨折固定后血液循环的观察

固定完成后，如出现指、趾尖苍白、青紫，肢体发凉、疼痛或麻木时，表明血循环不良，应立即检查原因，如为包扎过紧，需放松绷带或重新固定。

17. 创伤的症状表现

创伤的症状可因受伤部位、损伤程度的不同而产生不同的表现。但一般都有创口、出血、疼痛、功能障碍等症状，严重者常因失血、疼痛而导致休克。

18. 创伤后创口程度的判断

从创口的部位、大小、深浅，可以决定创伤的轻重程度。一般可分为创面、创缘、创腔及创底四个部分。按创口的情况，可判断其损伤的性质。如创缘不整齐多为钝器伤，边缘整齐多为利器伤等。

19. 创伤出血的症状表现

动脉出血涌出急促、色鲜红、呈搏动性喷射状。静脉出血，则血液从伤口流出、色黯红。若失血较多者，可出现肤色苍白、四肢湿冷、心烦口渴、眩晕神倦、胸闷恶心、脉快尿少等休克征象。

20. 创伤疼痛的症状表现

因神经末梢或神经干受到创伤的刺激而引起。疼痛的轻重与受伤的部位、精神状态、损伤速度有关。如：指尖、肛门、唇舌等神经末梢丰富的部位，受伤后是比较疼痛的。如大脑皮层处于强烈兴奋时，在受伤的瞬间往往不感到疼痛，因疼痛中枢被抑制。损伤的过程越快，感觉疼痛越轻。创口在初期较疼痛，以后逐渐减轻。

21. 创伤引起的功能障碍

由于剧烈疼痛，软组织损伤，伤员采取各种体态以保护其受伤部位，而致正常动作受到限制；甚至于功能障碍。

22. 烫伤的程度划分

烫伤严重程度取决于烫伤面积、深度、部位、体质等，临床上通常把烫伤分为三度。

23. 一度烫伤的主要表现

主要变化是真皮毛细血管扩张充血而出现皮肤红斑，轻微浮肿伴有灼热感。

24. 二度烫伤的主要表现

主要变化是血浆从血管渗出，积聚于表皮与真皮之间形成水疱，如水疱破裂则血浆样体液外渗，水疱基底呈均匀红色，伴有剧烈疼痛。

25. 三度烫伤的主要表现

主要变化是皮肤和皮下组织发生坏死而呈蜡白色、焦黄色、皮革样甚至炭化，创面干燥坚硬，无水疱，无痛觉（感觉神经已破坏）。

26. 咽部的解剖特点

咽是一个垂体的肌性管道，略呈漏斗形，前后较窄扁，位于鼻腔、口腔和喉的后方。其上方的顶接颅底，下方与食道相续。咽几乎没有前壁，经鼻后孔、口咽峡、喉口分别与鼻腔、口腔、喉等相通。

27. 老人噎食的症状表现

老人噎食后立即感到疼痛、喉痉挛、呼吸困难、吸音性喘鸣，颜面通红随即转变成青紫、两眼上翻，其严重性与上呼吸道的阻塞程度成正比。

28. 骨的构造

骨有骨质、骨膜、骨髓、神经等部分。骨质是骨的主要成分，分密质和松质两种。骨密质分布于骨的表层而骨松质则位于骨的内部。骨松质由许多交织成网的杆状或片状的骨小梁构成。骨膜是致密结缔组织构成的纤维膜。骨外膜富有血管、淋巴管及神经，对骨的营养、新生和感觉有重要意义。

29. 老人骨折的一般表现

（1）疼痛：骨折部位会出现不同程度的疼痛及纵轴扣击痛。

（2）肿胀：骨折会同时伴有局部软组织的损伤故可出现骨折部位周围的软组织肿胀、瘀斑。

（3）功能障碍：由于剧烈疼痛、肌肉痉挛、软组织损伤，肢体失去杠杆和支柱作用而导致肢体功能障碍。

（4）畸形：骨折后常会因肌肉和韧带的牵拉或搬运不当使断端移位，从而造成肢体形体改变产生特殊畸形。

（5）活动异常。

30. 对意外伤害老人处理的注意事项

（1）老人发生意外伤害后，工作人员决不能隐瞒不报，要在第一时间内向上一级主管报告。

（2）老人发生意外伤害后，作为工作人员首先想到的是如何立即中止伤害，如何将伤害降低到最低限度，不能考虑如何来躲避责任、推卸责任。

（3）处理意外伤害的过程中一定要尊重科学。

（七）常见病护理

1. 高血压病的护理

（1）高血压病的观察内容：血压、是否头晕；精神状况；睡眠情况、生活习惯等。

（2）高血压病发病的相关因素：家族遗传、不良生活习惯、精神心理因素及职业、环境因素及年龄增高。

（3）高血压病老人生活方面的注意事项：适当休息、适当体力劳动和体育锻炼、低盐低脂饮食、保暖、保持大便通畅。

（4）高血压老人的心理护理：对患有高血压病的老人，要多与他谈心，为其分忧解难，减轻心理压力，养成开朗的性格。

2. 高血压病的临床表现

（1）高血压病的正常值：≤18.7/12.0kPa（140/90mmHg）。

（2）缓进型高血压病的一般表现：因植物神经功能失调而出现头痛、耳鸣、眼花、健忘、失眠、脏器损伤。

（3）高血压的临床表现：植物神经功能失调、血压波动大、体位性低血压、心力衰竭。

（4）高血压的诊断值：收缩压≥21.3kPa（160mmHg）或舒张压≥12.7kPa（95mmHg）。

（5）患高血压病老人应注意的事项：坚持低盐、低脂、低蛋白饮食并戒烟酒；坚持服药并定期接受检查。

3. 冠心病的护理

冠心病的一般护理：适当的轻体力劳动和适当的散步；病起两周内卧床，四、五周可逐步离床；少量多餐、避免过饱、发病一周宜进流质、半流质饮食；保持大便通畅、避免排便用力。

4. 冠心病的临床表现

（1）隐匿性冠心病。

（2）心绞痛：胸骨后上、中段压榨性或窒息性疼痛，持续1～5分钟。

（3）心肌梗死：与心绞痛类似，但更为剧烈，时间更长，范围更广。

心肌梗死先兆：发病数日至数周出现乏力、心慌、气短、胸部不适等。

心肌梗死合并症：心律失常、心源性休克、心力衰竭。

注意点：冠心病老人应随身携带保健药盒，以备万一。

5. 脑血管意外的护理

脑血管意外老人会留下不同程度的残疾，因此心理护理就显得极为重要。

缺血性脑血管意外患者要采取头低侧卧位；出血性脑血管意外患者绝对卧床休息4～6周。

保持大便通畅、做好皮肤护理、保持呼吸道通畅、预防并发症。

饮食宜清淡、水分充足。

康复护理包括：肢体康复；语言康复。

6. 脑血管意外的临床特征

包括：（1）短暂性脑缺血性发作。

（2）脑血栓形成：前期症状有头昏、头痛，常在睡眠休息时发生。

（3）脑栓塞。

（4）脑出血：血压显著升高、脑膜刺激征阳性、瞳孔不等大、眼底有动脉硬化、出血。

（5）蛛网膜下腔出血包括：起病急骤、剧烈头痛、脑膜刺激征明显、易发生脑血管痉挛。

注意：出血性脑血管病老人应就地抢救，不宜搬动和长途运送，以防止病情加重。

7. 慢性支气管炎的护理

观察内容：有无咳嗽、咳痰和呼吸急促的症状。

一般护理：创造良好的修养环境，保持室内空气清洁，空气湿度为50%~70%；老人要注意必要的休息、合理的营养、适当的户外活动和锻炼，不断提高机体抵抗力；老人有痰应鼓励其尽量咳出，如难以咳出，可使用雾化吸入器，并鼓励多饮水；对无力排痰的老人，可拍其背，协助排痰。

8. 慢性支气管炎的基本特征

（1）慢性咳嗽和咳痰，一年中持续3个月以上，连续出现2年以上，并排除其他呼吸道疾病者可诊断为慢性支气管炎。

（2）病程长，病情逐渐加重，老人通常有长期吸烟或经常吸入刺激性气体或尘埃的病史。

（3）咳嗽、咳痰为主要症状。

（4）好发于寒冷季节。

9. 帕金森综合症的护理

心理护理：做好耐心细致的解释工作，让老人听音乐、做操等娱乐活动以消除其焦虑情绪。

一般护理：鼓励早期患者多做主动运动；严重震颤麻痹和肌强直患者应卧床休息，防止坠床和跌伤；老人宜进低胆固醇、高维生素且营养丰富的饮食。避免刺激性食物，充分供给水果、蔬菜，预防便秘。

10. 帕金森综合症的基本特征

帕金森综合症又称“震颤麻痹”，以震颤、肌强直及运动减少为主要临床特征的一种中枢神经系统性疾病。其基本特征为：①震颤：肢体静止时发生，以肢体远端为显著。②强直：常为首发症状。③运动减少。

11. 糖尿病的观察

糖尿病易出现感染的部位：泌尿道、皮肤、足趾、肺部。

观察有无消化道症状、呼气是否呈烂苹果样气味、是否有脱水等酮症酸中毒表现。

有无头昏眼花、短暂昏厥等低血糖症状。

有无四肢麻木等周围神经炎表现。

12. 糖尿病的护理

患者应适当参加运动，最佳活动时间为餐后1~1.5小时。

适当饮食控制是治疗的关键。饮食要限量、定量、分餐，必要时加餐。宜食低糖低脂、高维生素、富有蛋白质和纤维素的饮食。指导老人按时给药，注射胰岛素后30分

钟内进食，以免低血糖发生。

注意个人卫生，保持清洁并加强口腔、阴部的清洁，勤换衣裤。

13. 痛风的护理

急性发作期要督促患者注意卧床休息，抬高患肢。

关节疼痛缓解 72 小时后，方可恢复活动。

限制蛋白质摄入量、避免进食高嘌呤饮食如心、肝、肾、骨髓等动物内脏及海味食物。

督促患者多饮水、戒酒。

避免患者过度劳累、紧张、受寒及关节外伤。

14. 痛风的临床特征

男性显著多于女性，男女之比 20:1。

起病急骤，多于半夜或清晨发作。起初为单个关节病变，以后会累及拇指、跖趾、踝、膝关节等处。

通风往往于症状出现前数年已有血中尿酸增高的现象。

15. 骨质疏松症的护理

增加进食含钙的食物如：牛奶、奶制品、豆制品及鱼类等。

适量的户外运动，如慢跑、步行，并督促老人多晒太阳，避免剧烈运动。

老人骨质的脆性增加，一旦跌倒、用力不当极易发生骨折，应避免扭伤和摔伤。

鼓励老人戒烟酒。

16. 骨质疏松症的临床特征

骨质疏松症是老人常见的全身性疾病。

全身部分部位不明原因的骨痛，以腰背痛最为明显，为持续性疼痛，活动时加重，休息后减轻。

当背部用力时，可突发腰痛，疼痛可持续数周，容易引起脊柱压缩性骨折。

由于骨质疏松，椎管压缩造成中段胸椎弯曲，导致身材变矮、驼背。

17. 便秘的护理

养成每日定时大便的习惯；多吃粗纤维和润肠软便的食物，多饮开水，每日晨起可饮一杯温水以润滑肠道；加强腹肌和提肛肌的运动，每日早晚用手掌做腹部环形按摩，每次 5 ~ 10 分钟，可促进肠蠕动；排便时不可用力过度，特别是患有心血管、脑血管疾病的老人，要注意防止发生严重并发症。

18. 便秘的临床表现

便秘是指粪便在肠道内滞留过久，水分被过量吸收，使粪便过于干燥硬结，造成排便困难并伴有一定不适的症状：

（1）梗阻所致口臭、厌食、恶心、腹胀；

（2）毒素导致精神不振、烦躁不安、周身不适、失眠；

（3）排便困难所致肛裂、痔疮、晕厥、脑血管意外。

19. 老年性痴呆症的护理

心理护理：给予老人同情与理解，倡导亲情式服务；尊重和关怀老人，建立良好的护患关系；按时巡回，主动与老人交流，了解情况。

一般护理：做好饮食护理，保证老人合理营养；做好排泄护理，保证老人个体及生活场所的干净整洁；做好躯体合并症的护理；训练生活自理能力。

20. 老年性痴呆症的临床特征

老年性痴呆症是由于老年性脑萎缩所致的进行性痴呆。临床特征如下：

（1）个性改变：情绪不稳，冲动控制力弱，多疑，判断能力差。

（2）记忆障碍：近期记忆能力减退。

（3）智能障碍：计算、理解、记忆能力，一般知识的使用障碍。

（4）情感障碍：严重时可出现情感淡漠。

（5）睡眠障碍：生物钟发生紊乱，日夜颠倒。

三、康复护理

（一）肢体康复

1. 肩关节活动障碍的被动运动方法

（1）肩前屈运动。老人取仰卧位。

（2）肩后伸运动。老人取侧卧位，养老护理员站其背后。

（3）肩外展和内收运动。老人取仰卧位，肩位于床沿，上肢外展 90°。养老护理员站在患侧身体及外展的上肢之间。

2. 构成关节的基本要素

（1）关节面：其上由关节软骨覆盖。

（2）关节囊：为封闭关节四周的结缔组织囊，外层为坚固的纤维层，内层为滑膜层，能分泌滑液供关节润滑及关节软骨营养。

（3）关节腔：为相邻关节面之间的空隙。

3. 构成关节的辅助结构

（1）关节韧带：位于关节囊内部作用在于维持关节的牢固及稳定。

（2）关节内软骨：由纤维软骨构成，有改善关节面之间的作用，也有扩大关节活动度和吸收部分振动和冲撞的作用。

（3）关节盂缘：可加大关节面，加深关节窝，使关节更为稳固。

（4）滑膜皱襞：在关节腔隙内，可吸收部分振动和撞击力。

（5）滑液囊：在滑动的肌腱与骨之间，作用在于减少摩擦。

4. 关节的功能

（1）屈伸运动。

（2）内收、外展运动：做离开身体正中线（肩、髋）或肢体正中线（指、趾）的运动为外展，向反方向为内收。

（3）旋转运动：肢体向内转动为旋内，向外转动为旋外。

（4）环转运动：向后环转，向前环转。

5. 运动型肌肉的分类和理化特征

运动型肌肉的分类：

（1）形状分类：分为长肌、短肌、轮匝肌和阔肌四类。

（2）肌肉头数目分类：单头肌、二头肌、三头肌和四头肌。

（3）肌纤维排列方向分类：分为半羽肌，羽状肌及多羽状肌。

运动肌的理化特征：

（1）兴奋性和收缩性：肌肉的兴奋性和收缩性表现为在刺激作用下能发生兴奋，产生缩短的反应。

（2）伸展性和弹性：肌肉的伸展性是指肌肉在放松状态下，受到外力作用时长度延伸的能力。

6. 关节被动运动的作用

被动运动是对关节活动度进行练习的常用方法。其特点是较主动运动有力，活动幅度大并可作短时的维持。其基本原则就是利用反复多次或持续一定时间的牵引，牵拉使已经挛缩和粘连的纤维组织产生更多的延长。主要作用是防治各类疾病引起的肢体滞动所致的关节挛缩、粘连，促进关节软骨、韧带和肌腱的修复，改善局部血液、淋巴循环，促进肿胀、疼痛等症状的消除，最终目的是配合肌肉功能练习等其他康复治疗，促进肢体功能的恢复。

7. 关节被动运动的注意事项

（1）被动运动比主动运动用力更大，因此必须小心地根据老人的疼痛感觉控制用力程度。

（2）关节手术后或炎症早期，须进行被动运动治疗的，其运动必须缓慢、平稳、不引起疼痛。

（3）如损伤或炎症较重，病程较长，被动活动时感觉关节挛缩坚硬而少弹性，疼痛感觉不明显者，常提示挛缩或粘连较为牢固，被动运动时需加大用力度来获得关节活动度的增大，但要注意避免明显疼痛，更不能施加暴力，以免引起新的损伤。

8. 指导偏瘫老人穿裤子的方法

（1）选用前排拉链较宽松的裤子。

（2）先穿患侧，再穿健侧。

9. 对老人进行教育性技能训练的注意事项

（1）建立良好的医患关系，减轻老人的忧虑，鼓励其参与。激发老人对技能训练活动的兴趣，使其明白作业治疗的目的和价值。

（2）让老人处于舒适的位置。

（3）合理的布置设计环境，将床、椅放在适当的位置。

（4）感知和认知能力对老人的自理独立有很大影响，应注重感知和认知的训练。

（5）合理使用辅助装置。

10. 老人使用健康器材的注意事项

（1）锻炼前，请医生诊断，以确定适合与老人运动的负荷。如锻炼中出现头晕、恶心或其他不适感觉，应马上停止练习，立即找医生诊治。

（2）适时、适量的运动。在使用前先做热身运动，不可以用健身器材做超量或无法达到目的的功能训练，以免发生意外。随时注意老人的血压、心跳等体征，以免身体不堪重负引起不良后果。

（3）为避免疲劳和肌肉拉伤，运动后可以进行慢走，放松全身肌肉，使心脏逐渐恢复正常心跳。

（二）闲暇活动

1. 安排老人欣赏音乐时的方法

（1）欣赏音乐的场所应保持整洁、舒适、幽静。事先调试好音响设备，音量适中。

（2）介绍音乐知识，培养老人对音乐的兴趣。将学习音乐和欣赏音乐相配合。

（3）根据老人的喜好挑选出一些歌曲、乐曲播放。

（4）在音乐欣赏的过程中要加强对老人的观察。

2. 插花的方法

（1）插花讲究立意在先，即考虑老人想要表达的感情意念和主题。立意不同，选择插花材料也有所不同。

（2）插花的造型要采用不对称的均衡，应做到高低错落、疏密有致、虚实结合、上轻下重、上散下聚。

（3）仔细观察准备剪取下来的枝条，确定其用途后再着手剪裁。

（4）插花构图通常以三枝较粗壮的花作为骨架和轴心，并在三枝中选定第一枝作为整件作品的中心。如使用有一定高度的容器，则插花的构图最好是倾斜性和下垂型相结合。

3. 指导老人走象棋的方法

象棋是以黑红棋子代表两军对垒的智力竞技游戏，可以锻炼老人的思维活动，开发老人的智力。

介绍对弈的方法：

（1）“将（帅）”、“士（仕）”、只能行走在“九宫”格内。

（2）“象（相）”走“田”字格不能过界河。

（3）“马”走“日”字格能过界河。

（4）“兵（卒）”过界河后不能往回走。

（5）“车”能在棋盘内任意行走。

4. 音乐欣赏的选择

（1）民族音乐如《喜洋洋》、《瑶族舞曲》（合奏）等使人欢乐的音乐适合播放给患神经衰弱、心血管疾病的老人听。

(2) 弹拨乐合奏《三六》、《步步高》等使人兴奋的乐曲适合播放给患精神抑郁症和过度悲哀的老人听。

(3) 贝多芬的钢琴奏鸣曲、小提琴协奏曲等适合播放给患高血压症的老人听。

(4)《梅花三弄》、《潇湘水云》(琴箫合奏)等曲有镇静作用适合播放给高血压症、情绪不安定、易发脾气的老人听。

5. 花的象征意义

梅花：代表"坚贞不屈"，用松竹陪衬更有意义。

月季花：象征"群芳争艳，五彩缤纷"，可用草陪衬。

百合花：象征"高雅艳丽"，可用鹤望兰叶陪衬。

菊花：象征"战斗意志"，为花中四君子之一，无需陪衬。

石榴花：象征"热情欢快喜庆"，用在婚礼庆典上，更有"儿孙满堂"之意。

万年青：既表示"友谊"，又表示"健康长寿"。

6. 练习书法的注意事项

(1) 坚持：练书法是养精神和锻炼身体的好方法，须持之以恒，方才有效。可使老人增强耐力，达到修身养性的目的。

(2) 按时：生活有规律是与健康长寿有密切关系的。老人若能每天按时练书法，养成习惯，可延年益寿。

(3) 适当：练书法是脑力和体力相结合的一种运动，会消耗一定的体力。老人要根据自己的体力，掌握好运动量，不宜太累。

四、心理护理

1. 老人情绪变化的种类

(1) 孤独老人的表现为行动迟缓、喜欢离群独处；在生理上表现为食欲不振、睡眠不好、容易疲倦等。

(2) 忧郁老人的表现是无缘无故地忧虑，终日唉声叹气、愁眉不展。

(3) 焦虑老人的表现是整日惶惶不可终日，心神不安，无法保证正常的饮食和睡眠。

(4) 愤怒老人的表现是出现短暂强烈的情绪爆发。进入应激状态，同时引起血管、心脏的亢奋，肌肉紧张，严重时会出现神经系统的紊乱。

(5) 疑心重的老人比较敏感、以自我为中心，总是持有自我保护的态度。

2. 对老人不良情绪的疏导

(1) 根据孤独老人的兴趣和特长为他们安排适宜的活动项目，充实他们的生活。

(2) 鼓励孤独的老人增加人际交往，特别是和同龄老人的沟通和交流。

(3) 帮助老人发现忧郁的根源，从根源上设法消除老人的心病。

(4) 发现老人焦虑时，应建议老人做放松运动。如打太极拳、散步、深呼吸等，可以缓解焦虑情绪。

（5）当老人怒气冲冲的时候，对待老人的怒火一定要忍让。平静地任老人宣泄怒气，不要多说话或者只说些表示同感的话。

（6）当疑心重的老人怀疑自己有病又不听劝告时，应带老人及时就医。医生的诊断对于老人很有权威性，可以有效地消除他们的疑心。

3. 帮助老人情绪自救的方法

转移不良情绪主要有四种方法：一是让老人抱着现实的态度，事情既已发生，就让它成为过去、果断地将其置之脑后。二是回避会引起消极回忆的场所或物品，这样就可以暂时离开不愉快的事情，以求对它的淡漠或遗忘。三是让老人从事自己感兴趣的事情，把思绪转移到更有意义的方面去。四是鼓励老人多去帮助别人，在为别人排忧解难的过程中，一方面可以转移老人的注意力，另一方面也可以使他们感受到情感上的共鸣，有助于改善情绪。

4. 老人不良情绪产生的原因

（1）生理因素。老人的情绪一旦被激发，就不容易恢复平静，要较长的时间才能复原。同时，老人还要面对着一个很大的问题，就是健康的丧失。身体各系统器官会发生器质性或功能性的改变。这一切都会让老人产生一种“人老不中用”的失落感，成为不良情绪产生的一大根源。

（2）社会心理因素。老人在进入养老院后会认识一些新的同龄朋友，但是同时也会丧失了原来的人际关系，很容易让老人感到孤独寂寞。除了人际关系的丧失外，生存价值的丧失也是老人面临的一大问题。这些心态都很容易激发不良情绪的产生。

5. 与老人进行心理沟通的技巧

（1）在与老人的沟通过程中，要尊重老人，不要把老人当成弱者来同情，也不要认为老人不中用了而采取漠视的态度。为消除老人“人老不中用”的情绪，可以在老人完成了一件事情后，对老人发出由衷的称赞，这样不仅可以让老人心情舒畅，也可以得到老人的信任。

（2）当老人讲述往事的时候，切忌表现出不耐烦的情绪，要充满兴趣地倾听，偶尔发表一些自己的看法。在老人出现不良情绪需要宣泄的时候，养老护理员也应该成为一个好的倾诉对象，聆听老人的诉说，帮助老人缓解不良情绪。

（3）当老人处在不良情绪状态时，养老护理员除了言语上的安慰外，还可以采取一些肢体上的接触。当老人极度悲伤时，养老护理员可以用柔和的目光关注老人，如抓着他的一只手或搂着老人的双肩，拥抱或轻轻摇动老人。

6. 指导老人调解人际交往的矛盾

（1）注意老人的变化，了解老人是否出现了人际交往中的纠纷。

（2）一旦知道了老人是因为人际关系而烦恼时，不要直接询问老人。首先要观察老人和其他老人交往的过程，自己分析老人的问题出在哪里。

（3）对老人的情况掌握后，再尝试着和老人交流。在交流刚开始时，可以使用共感的方法，向老人表达自己也有着与老人同样的烦恼。这样往往可以获得老人的共鸣，

老人就会主动倾诉自己的想法。

（4）在老人说出自己的想法后，和老人一起分析问题的根源在哪里。对症下药，一起找出解决问题的方法。

（5）向老人讲述一些人际交往中的心理学知识，帮助他们改善人际关系。

7. 老人在人际交往中常见问题的解决方法

（1）多疑。心理学研究告诉我们，人在步入老年后个性会发生一系列的变化，多疑、好猜忌是这些变化的体现。

（2）心理退行。一个人进入老年期后，在生理年龄逐渐走向衰老的同时，心理年龄却逐渐变得不成熟，这种现象叫做心理退行。

（3）角色混淆。老人会面临着一些社会角色的变化，如从职业角色转变为闲暇角色。有些老年朋友在退休后甚至进入养老院后仍然会保留很多原来的社会角色所具有的行为方式，这就是一种角色混淆的表现。要解决这个问题，最关键的是要帮助老人自己认识到问题所在，进而才能改变他们的行为。

8. 教会老人如何与人相处

（1）养护人员可以引导老人在日常的社会交往中用真诚的心去关心您身边的人，相信在老人需要帮助的时候，他也会得到别人的关心和帮助。

（2）真诚的微笑是世界的语言，有微笑的地方常常就会有友情、有爱。让真诚的微笑常常荡漾。一个人如果对一件事情的期望值越高，他就越不容易得到满足，也就越不容易获得快乐的感受。人的情绪指数 = 期望的实现值 × 内心的期望值。人们内心的期望值越低，情绪指数就会越高。

（3）人际吸引中的相互性原则告诉我们，人类通常会喜欢那些喜欢自己的人，教会老人表达出对他人的喜欢与欣赏。如果希望和一个人建立良好的人际关系，那就试着去发现自己和他的共同之处，并通过这些共同之处去接近他。

9. 人际交往对老年生活的意义

（1）满足老人的心理需要。个体的生存除了需要空气、阳光、水、食物等生理需要外，还需要他人的关怀、他人的理解、他人的爱。

（2）消除年老引发的孤独感。避免孤独的最有效、最基本的方法和途径就是人际交往。

（3）老人身心健康的保证。生活在良好的人际氛围中，有利于老人保持良好的心境，也可以有效地避免一些由于不良情绪引发的心理疾病。老人如果缺乏人际交往，社会生活的范围和内容会变的狭窄、单调、贫乏，由于缺乏新的信息刺激，还会使老人的脑细胞萎缩，智力水平下降。所以，人际交往还具有防止智力下降的作用。

10. 老人心理咨询的注意事项

（1）心理咨询中的会谈除了要用口头语言说话外，还要用表情和形体语言说话。在咨询中，要和老人保持善意的目光接触、不时点头，保持生动的表情，身体向老人前倾，可以偶尔地轻拍和抚摸老人。

（2）咨询中，咨询者可以复述老人话语中的部分词和短语，以此来鼓励老人继续诉说自己的感受。也可以用“什么”、“怎么样”、“为什么”等词发问，以此来促使老人进行自我分析，推动会谈进行。

（3）要及时给予被咨询者反馈。

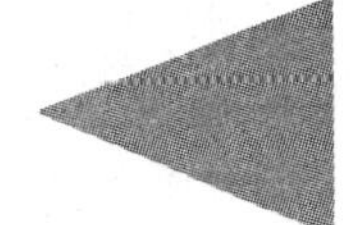

第六部分

理论知识试题精选

养老护理员理论知识试题精选

一、单项选择题（第1题～第82题。选择一个正确的答案，将相应的字母填入题内的括号中。）

1. 下列说法中错误的是（　　）。

A. 养老护理员所服务的对象、工作内容要求服装、服饰要符合职业的要求

B. 在穿着方面，要注意衣服各部位不要裸露太多，以得体为宜，不要过于花哨

C. 上班时应穿工作服，注意工作服的清洁、整齐，有污染时及时更换

D. 缺扣子时要立即缝上，无针线时用胶布等粘贴衣扣或开线处

2. 养老护理员可以称呼李爱英老人为（　　）。

A. 102床　　B. 那个老太太

C. 老李　　D. 李阿姨

3. 养老护理的内容范畴不包括（　　）。

A. 60岁以上健康老人的护理　　B. 60岁以下健康老人的护理

C. 部分功能障碍老人的护理　　D. 患不治之症老人的临终关怀护理

4. 人体由（　　）块骨头组成。

A. 205块　　B. 206块

C. 207块　　D. 208块

5. 老年人自信心理主要表现正确的是（　　）。

A. 有知识，经验，能力　　B. 有知识，经验，待遇

C. 有知识，经验，房子　　D. 有知识，能力，金钱

6. 健康状态的老年人每天要求安排（　　）以上的睡眠。

A. 7 小时　　B. 8 小时

C. 9 小时　　D. 10 小时

7. 老年人各系统器官发生的（　　），抵抗力降低，而导致某些疾病发病率的增加。

A. 心理变化　　B. 生理性衰退

C. 生理性增加　　D. 神经系统功能减退

8. 为防止进餐时发生误咽，呛咳，进餐时老人应采用的体位是（　　）。

A. 平卧位　　B. 坐位或半卧位

C. 仰卧位　　D. 俯卧位

9. 给老人喂食时应（　　）。

A. 食物温度要烫

B. 先喂完固态食物后，再喂液态食物

C. 先喂完液态食物后，再喂固态食物

D. 细心，小心喂食，老人咀嚼，吞咽速度要适中，温度要适宜，固液态食物轮流喂食

10. 鼻导管喂食前后喂温开水的量为（　　）。

A. 50～100 毫升　　B. 100～200 毫升

C. 200～300 毫升　　D. 300～400 毫升

11. 滴眼药水、涂眼膏的错误操作为（　　）。

A. 老人取仰卧位，先用棉签拭净眼部分泌物

B. 右手持眼药水瓶，距眼约 3 厘米，将眼药水滴入下结膜内 5～6 滴

C. 滴完药水后让老人闭上眼，用消毒棉球轻轻在眼睑上摩，以便药液在眼内扩散

D. 涂眼膏后让老人轻轻闭上眼，用消毒棉球轻轻在眼睑上按摩眼睑 3 分钟，使眼膏分开

12. 疥疮的治疗为（　　）。

A. 早晚各 1 次涂药，连续一周　　B. 早晚各 1 次涂药，连续 10 天

C. 早晚各 1 次涂药，连续 3 天　　D. 每天涂 1 次药，连续 3 天

13. 为老人涂碘酊后应注意老人有无（　　）反应。

A. 过敏反应　　B. 消化道反应

C. 呼吸道反应　　D. 心理反应

14. 使用氧气雾化吸入法操作中，嘱老人做（　　）效果更好。

A. 深呼气　　B. 深吸气

C. 平静呼吸　　D. 浅呼吸

15. 正常成人呼吸的次数为（　　）每分钟。

A. 16～20 次　　B. 30～40 次

C. 40～50 次　　D. 5～10 次

16. 下列（　　）不是异常呼吸的观察要点。

A. 呼吸频率　　B. 呼吸节律

C. 呼吸深浅度　　D. 饮食的多少

17. 血压测量的正确操作方法为（　　）。

A. 血压带越松越好　　B. 血压带越紧越好

C. 血压带松紧适合，不可过紧或过松　　D. 活动后直接测量

18. 胃内出血的呕吐物呈（　　）。

A. 酸味　　B. 碱味

C. 腐臭味　　D. 粪臭味

19. 呕吐伴腹泻常见于（　　）。

A. 食物中毒、急性肠炎、细菌性痢疾　　B. 肠梗阻

C. 肺炎　　D. 糖尿病

20. 下列（　　）不是过敏性休克的症状。

A. 皮疹　　B. 呼吸困难

C. 面色红润　　D. 心悸

21. 个案护理记录者应在个案记录上（　　）。

A. 签全名　　B. 签日期

C. 签全名及日期　　D. 签曾用名及日期

22. 护理记录必须用能长期保存的（　　）书写。

A. 铅笔　　B. 圆珠笔

C. 钢笔　　D. 水彩笔

23. 老人发生意外伤害时，养老护理员的做法下列（　　）不正确。

A. 保持冷静　　B. 掉以轻心

C. 要报告医生　　D. 可运用自己所学的知识进行处理

24. 外伤加压包扎的方法，下列（　　）不正确。

A. 用干净的敷料填塞伤口，外加纱布压垫

B. 用绷带加压包扎

C. 用细绳子加压包扎

D. 关节屈曲加压包扎

25. 出血包扎时，下列（　　）操作是错误的。

A. 包扎越紧越好　　B. 松紧合适

C. 绷带宽度要合适　　D. 不能阻断肢体的血液循环

26. 烫伤的应急处理原则为（　　）。

A. 先脱去衣服再离开烫伤源

B. 立即离开烫伤源，终止烫伤，强扯掉身上的衣服

C. 离开烫伤源就行

D. 立即离开烫伤源，终止烫伤，然后脱去或剪开衣服，不能强扯

27. 呼吸道部分阻塞噎食老人的症状为（ ）。
A. 紧拽自己的脖子
B. 能交换空气和咳嗽
C. 失音
D. 不能咳嗽

28. 噎食的老人呼吸道已完全阻塞，下面（ ）叙述的症状不正确。
A. 已失音
B. 不能咳嗽、不能换气
C. 咳嗽不止
D. 紧拽自己的脖子

29. 对摔伤（ ）的老人，不能随意搬动，否则会加重骨折。
A. 有出血
B. 疑为骨折
C. 没有骨折
D. 自己能行走

30. 骨折固定后，夹板与肢体之间要加（ ）等衬垫，防止皮肤受压损伤。
A. 棉垫、布片
B. 冰块
C. 热水袋
D. 硬纸壳

31. 静脉出血的特点不包括（ ）。
A. 血液从伤口喷出
B. 血液从伤口流出
C. 颜色黯红
D. 非喷射状流出

32. 一度烫伤的主要变化是（ ）扩张出血而出现皮肤红斑。
A. 皮肤
B. 肌肉
C. 真皮毛细血管
D. 表皮毛细血管

33. 三度烫伤的主要变化是（ ）和皮下组织发生坏死。
A. 表皮
B. 血管
C. 肌肉
D. 皮肤

34. 老人发生意外伤害后，作为工作人员首先想到的是如何立即（ ）。
A. 躲避
B. 推卸责任
C. 保护自己
D. 终止伤害

35. 高血压发病的相关因素，下面（ ）叙述不正确。
A. 家族遗传，不良生活习惯
B. 精神因素及职业
C. 环境因素及年龄增高
D. 体温及脉搏

36. 缓进性高血压的一般表现，因植物神经功能失调而出现（ ）。
A. 脑溢血
B. 震颤麻痹
C. 头痛、耳鸣、眼花、健忘、失明及脏器损伤等
D. 肢体功能障碍

37. 冠心病老人的饮食宜（ ）。
A. 少量多餐，避免过饱
B. 大量少餐，避免太饿
C. 少量少餐，避免过饱
D. 大量大餐，避免太饿

38. 慢性支气管炎的老人应鼓励其尽可能将痰咳出，并鼓励（　　）。

A. 少饮水　　B. 多饮水

C. 少饮糖水　　D. 多饮糖水

39. 对帕金森综合症的早期患者，应鼓励其多做（　　）运动。

A. 主动　　B. 被动

C. 强制　　D. 震颤

40. 震颤是帕金森综合症的症状，肢体静止时发生，以肢体（　　）为显著。

A. 近端　　B. 远端

C. 上端　　D. 下端

41. 注意观察糖尿病老人有无消化道症状，呼吸是否呈（　　）样气味等酮症酸中毒表现。

A. 烂香蕉　　B. 烂苹果

C. 烂梨子　　D. 烂橘子

42. 糖尿病人的饮食应（　　）、分餐，必要时加餐。

A. 多量　　B. 不限量

C. 限量、定量　　D. 随时进餐

43. 患骨质疏松症老人骨质的（　　）增加，一旦跌倒，用力不当极易骨折。

A. 韧性　　B. 脆性

C. 碱性　　D. 酸性

44. 骨质疏松症是全身几个部位不明原因的骨痛，以（　　）最为明显。

A. 腰背痛　　B. 胸痛

C. 上肢痛　　D. 下肢痛

45. 便秘老人出现肛裂、痔疮、晕厥、脑血管意外等症，是（　　）所致。

A. 毒素　　B. 排便困难

C. 梗阻　　D. 毒素、梗阻

46. 尊重和关怀老年痴呆病人，建立良好的（　　）关系。

A. 护患　　B. 同志

C. 亲人　　D. 朋友

47. 关节被动运动的主要作用是防治各类疾病引起的肢体滞动所致的关节（　　），促进关节修复和血液循环。

A. 挛缩、粘连　　B. 活动障碍

C. 肿胀　　D. 疼痛

48. 对老人进行教育性技能训练时，应（　　）使用辅助装置。

A. 着重　　B. 完全

C. 合理　　D. 尽量

49. 象棋的“马”走（　　）字格能过河界。

A. “九宫”　　B. “日”

C. “田”　　D. “月”

50. 练习书法是（　　）和锻炼身体的好方法，须持之以恒，方才有效。

A. 养精神　　B. 增加友谊

C. 练脑力　　D. 练体力

51. 转移老人不良情绪有这些方式：面对现实、（　　）的方法，从事老人感兴趣的事情，鼓励老人多去帮助别人。

A. 避让　　B. 回来

C. 回转　　D. 回避

52. 在接待老人的心理咨询中，除了要用口头语言说话之外，还要用表情和（　　）说话，可以帮助咨询过程顺利进行。

A. 肢体　　B. 形体语言

C. 体形语言　　D. 目光

53. 老年人骨质疏松，腰腿酸痛，是老人缺乏（　　）。

A. 铁　　B. 铜

C. 锌　　D. 钙

54. 劳动就业原则正确的是（　　）。

A. 国家促进就业原则　　B. 不平等就业原则

C. 国家促进就业原则　　D. 不禁止未成年人就业原则

55. 劳动合同的条款内容有（　　）。

A. 劳动合同期限　　B. 工作形式

C. 无需劳动报酬　　D. 劳动合同无终止日期

56. 履行合同的原则错误的是（　　）。

A. 亲自履行原则　　B. 权利义务不统一原则

C. 全面履行原则　　D. 协作履行原则

57. 劳动法律概念指在劳动过程中必须遵守的劳动规则和（　　）。

A. 时间　　B. 质量

C. 秩序　　D. 程序

58. 为特殊老人清洁口腔时应（　　）。

A. 一套无菌物品只能供一位老人使用，以防发生交叉感染

B. 一套无菌物品可供两位老人使用

C. 无菌物品刚过有效期仍可以使用

D. 无菌物品不慎被污染可以使用

59. 养老护理员为特殊老人灭头虱与头虮的操作时着装应（　　）。

A. 穿隔离衣，扎紧袖口，戴手套

B. 穿普通工作衣，戴手套

C. 穿隔离衣，扎紧袖口，不戴手套

D. 穿普通工作衣，不戴手套

60. 灭头虱、头虮后用物的消毒方法下列错误的是（　　）。

A. 用过的布类和隔离衣都装入污衣袋子，直接消毒

B. 用过的布类和隔离衣都装入污衣袋子，扎紧袋口，进行蒸熏或高压消毒后再清洗

C. 梳子和篦子用 30% 的含酸百部酊浸泡消毒后清洗

D. 脱落的头发、死虱等用纸袋包好焚烧

61. 给褥疮老人换药时两把镊子的使用方法下列错误的是（　　）。

A. 一把镊子用于接触伤口换药，另一把镊子传递敷料

B. 两把镊子不可接触

C. 两把镊子不可交叉使用

D. 两把镊子可交叉使用

62. 坏死溃疡期压疮的换药，下列错误的是（　　）。

A. 按外科无菌换药的原则换药，一次彻底清除坏死组织

B. 按外科无菌换药的原则换药，分次分层彻底清除坏死组织

C. 清除坏死组织时要观察老人的机体耐受力

D. 保持引流通畅，结合物理疗法加强营养，增强机体抵抗力

63. 下列（　　）不是睡眠障碍老人活动情况的观察内容。

A. 白天是否有室内外活动　　B. 白天进行了何种活动

C. 饮食是否过饱　　D. 进行活动时间长短等

64. 促进睡眠方法欠妥的是（　　）。

A. 腹式呼吸　　B. 自我放松疗法

C. 睡前看电视　　D. 睡前温水沐浴

65. 下列（　　）不是帮助老人养成良好的卫生习惯。

A. 晚饭不能吃得太饱或太少　　B. 睡前不吃零食

C. 饭后睡前散步　　D. 不吃晚饭

66. 脱下的隔离衣，应（　　）放置。

A. 在污染区污染面向内

B. 在半污染区污染面向内

C. 如隔离衣不再穿应清洁面向内，污染面向外投入污物袋中

D. 在污染区污染面向外，在半污染区则清洁面向外，如隔离衣不再穿则清洁面向外投入污物袋

67. 严密隔离法的错误设施是（　　）。

A. 外挂醒目的标志

B. 可以允许其他人员随便进出

C. 在进入隔离区域处放置脚垫
D. 脚垫要始终保持湿润，定时用2%消毒灵溶液喷洒

68. 大面积烧伤感染的老人，用过的一切物品应（　　）处理。
A. 清洁、消毒、灭菌　　B. 消毒、清洁、灭菌
C. 灭菌、清洁、消毒、灭菌　　D. 清洁、灭菌、消毒、灭菌

69. 下列（　　）不属于昆虫隔离法。
A. 疟疾　　B. 乙型脑炎
C. 流行性出血热　　D. 肺结核

70. 属于保护性隔离法的疾病是（　　）。
A. 白血病　　B. 疟疾
C. 流行性出血热　　D. 流行性感冒

71. 疑有传染病进行床单位终末处理的正确操作是（　　）。
A. 先擦拭家具，再关闭门窗，打开床旁桌，叠好棉被，熏蒸消毒
B. 让老人呆在房间，关紧床旁桌，叠好棉被，竖起床垫，熏蒸消毒
C. 将老人转到其他房间，再关闭门窗，打开床旁桌，打开棉被，竖起床垫，用消毒液熏蒸消毒后打开门窗，用消毒液擦拭家具
D. 让老人呆在房间，打开床旁桌，打开棉被，竖起床垫，用消毒液熏蒸消毒后打开门窗

72. 挂隔离衣的错误方法为（　　）。
A. 在污染区挂隔离衣时污染面在内
B. 在污染区挂隔离衣时污染面在外
C. 在清洁区挂隔离衣时污染面在内
D. 挂隔离衣时勿使衣袖露出或衣边污染面盖过清洁面

73. 铺无菌盘的错误操作为（　　）。
A. 铺无菌盘的区域必须清洁、干燥
B. 无菌巾避免潮湿
C. 操作时可以讲话
D. 无菌面不可触及衣袖

74. 无菌区域的概念是（　　）。
A. 经过灭菌处理后未被污染的区域
B. 经过消毒处理后未被污染的区域
C. 经过灭菌处理后刚被污染的区域
D. 经过清洁处理后的区域

75. 未使用过的无菌包，有效期为（　　）。
A. 3天　　B. 5天
C. 7天　　D. 10天

76. 梅雨季节高压蒸汽灭菌物品的有效期为（　　）。

A. 1 周　　B. 2 周

C. 3 周　　D. 4 周

77. 麦粒肿早期及扭伤后期、肌肉劳损可用（　　）办法来减轻疼痛。

A. 热水坐浴　　B. 湿热敷

C. 冷敷　　D. 生理盐水洗

78. 患有（　　）的病人不宜热水坐浴。

A. 慢性胃炎　　B. 痔疮

C. 急性盆腔炎　　D. 尿潴留

79. 酒精擦浴时，酒精的浓度为（　　）。

A. 95%　　B. 75%

C. 50%　　D. 25%~35%

80. 重病护理记录时间的方法为（　　）。

A. 应先注明×月×日，×时×分

B. 不需每记录一项都记录×年×月×日，只需注明×时×分就行

C. 每记录一项，应先注明时间，×年×月×日，×时×分，记录准确

D. 想注明时间就注明

81. 制定老人个案护理计划内容不包括（　　）。

A. 护理诊断　　B. 护理目标

C. 效果评价　　D. 出院指导

82. 个案护理记录的频率主要取决于（　　）。

A. 护理员工作的闲、忙程度　　B. 老人健康状况

C. 老人的文化程度　　D. 老人的年龄

二、判断题（第 83 题~第 137 题。将判断结果填入括号中。正确的填“√”，错误的填“×”。）

83. 公民道德建设的原则是社会主义。（　）

84. 老年人如有正确的心理保健知识，遇事顺其自然，战胜自我，控制不良情绪，便能解决矛盾，达到心理平衡。（　）

85. 随着年龄的增长，老年人生理功能会逐渐退化，知识的老化及经济收入的相对增加，又造成老年人的自卑心理。（　）

86. 人道主义是始终贯彻在我们的服务与照顾中的一条主线。（　）

87. 因老年人神经系统功能减弱，脑动脉供血不足，老年人患病不容易产生意识障碍。（　）

88. 特殊饮食是在基本饮食的基础上，增加或减少某种营养素，以适应病情的需要，从而达到促进疾病康复的需要。（　）

89. 老人空腹不能吃糖是因为空腹吃糖会引起蛋白质的吸收障碍。　（　）

90. 昏迷老人鼻饲进食后，不宜翻身拍背，以免呕吐及误入气管。　（　）

91. 足癣由接触而传染，传染方式为与病者共鞋，袜，毛巾等接触传染。　（　）

92. 老年性白内障多发生于50岁以上老人。　（　）

93. 超声雾化水槽及药罐内可加温水或热水。　（　）

94. 体温表清洁消毒的溶液有消毒灵，碘伏，酒精，过氧乙酸。　（　）

95. 预防各种药物引起的过敏反应详细询问病史极为重要。　（　）

96. 外伤出血应急处理的原则是包扎伤口，抬高患肢，使出血停止。　（　）

97. 外伤出血少而缓者，可用压迫止血法。　（　）

98. 用绷带进行出血包扎时的目的是为了止血。　（　）

99. 烫伤后的创面可用消毒或清洁敷料简单覆盖。　（　）

100. 对开放性骨折，应先固定骨折肢体，再进行止血、包扎。　（　）

101. 骨折固定包扎后，如出现趾、指尖苍白、青紫、肢体发凉、疼痛或麻木时，表明血液循环正常。　（　）

102. 二度烫伤其水疱破裂后则血浆样体液外渗，水疱基底呈均匀红色，伴有剧烈疼痛。　（　）

103. 老人噎食症状的严重性与上呼吸道的阻塞程度成反比。　（　）

104. 冠心病老人出现的心肌梗死症状与心绞痛症状类似，但更为剧烈，时间更长，范围广泛。　（　）

105. 脑血管意外的老人都会留下不同程度的残疾，因此对这种病人的心理护理显得极为重要。　（　）

106. 出血性脑血管病老人不必就地抢救，应尽快送大医院。　（　）

107. 对患痛风病的老人，应提醒他避免过度劳累、紧张、受寒及关节外伤。　（　）

108. 便秘的老人，要养成每日定时大便的习惯，无便意仍要定时上厕所，久之可形成反射性排便习惯。　（　）

109. 老年痴呆症是由于老年性脑萎缩所致的进行性痴呆。　（　）

110. 给肩关节活动障碍的老人做肩外展和内收运动时，老人取仰卧位，肩位于床沿，上肢外展90度。　（　）

111. 关节的被动运动比主动运动用力更小，因此不须控制用力程度。　（　）

112. 指导左侧瘫的刘奶奶，先穿右侧裤脚，再穿左侧裤脚。　（　）

113. 在使用健身器材锻炼后，为避免疲劳和肌肉拉伤，运动后可以快走，以放松全身肌肉，使心脏逐渐恢复正常跳动。　（　）

114. 养老护理员可随意挑选一些歌曲、乐曲让老人进行音乐欣赏。　（　）

115. 插花的构图，通常以三枝较粗壮的花作为骨架和轴心，并在三枝中选定第二枝作为整体作品的中心。　（　）

116. 民歌音乐《喜洋洋》、《瑶族舞曲》（合奏）等使人欢乐的音乐适合播放给患神

经衰弱、心血管性疾病的老人听。（　）

117. 情绪愤怒的老人表现为短暂强烈的情绪爆发，进入应激状态，同时引起血管、心脏的亢奋，肌肉紧张，严重时会出现神经系统的紊乱。（　）

118. 帮助忧郁情绪的老人，寻找忧郁的根源，设法从根源上消除老人的心病。（　）

119. 老人进入养老院后，感觉到失去原有人际关系的孤独，同时生存价值的丧失也是老人面临的一大问题，这些生理因素导致老人不良情绪的产生。（　）

120. 当老人极度悲伤时，养老护理员可以用柔和的目光注视老人，抓着他的一只手，搂着老人的双肩，拥抱或轻轻摇动老人。（　）

121. 您如果希望和一个人建立良好的人际关系，就试着去发现自己和他的共同处，并通过这些共同之处去接近他。（　）

122. 老人如果缺乏人际交往，就会缺少新的信息刺激，使脑细胞萎缩，智力水平下降，因此人际交往还具有防止智力下降的作用。（　）

123. 水的来源主要是通过喝水，进食菜汤，食物和体内代谢生成的水。（　）

124. 支付工资时，应向劳动者提供一份其个人的工资清单。（　）

125. 为了给老人的尊重，养老护理员在给老人清洁口腔时不应戴口罩。（　）

126. 常有漱口溶液双氧水的作用是清洁口腔，预防感染。（　）

127. 给压疮老人换药操作时，先换清洁伤口，后换感染伤口，伤口的内外要分别清洗。（　）

128. 促进有睡眠障碍老人的睡眠不能用中医中药治疗。（　）

129. 对某些易引起过敏反应的药物在使用过程中要认真核对，不能乱用。（　）

130. 呼吸道隔离病人的口鼻分泌物不经处理后直接排放。（　）

131. 隔离居室或隔离床前悬挂隔离标志，门口放有浸消毒液的脚垫。（　）

132. 常见传染病病室的消毒方法是熏蒸消毒。（　）

133. 使用无菌容器时手不能触及容器边缘及内面，只能托住无菌容器的底部。（　）

134. 足底用冷可引起反射性末梢血管收缩而影响散热。（　）

135. 重病护理记录出入量，一天要总结两次，白班护理员，下班前用蓝笔在记录最后一行下划一横线，总结白天出入量。（　）

136. 重病护理记录常用于病重，特殊治疗的老人。（　）

137. 重病护理记录要准确、具体，避免使用含糊不清的字词。（　）

养老护理员理论知识试题精选答案

一、单项选择题（第 1 题～第 82 题。选择一个正确的答案，将相应的字母填入题内的括号中。）

1. D　2. D　3. B　4. B　5. A　6. C　7. B　8. B
9. D　10. A　11. B　12. C　13. A　14. B　15. A　16. D
17. C　18. B　19. A　20. C　21. C　22. C　23. D　24. C
25. A　26. D　27. B　28. C　29. B　30. A　31. A　32. C
33. D　34. D　35. D　36. C　37. A　38. B　39. A　40. B
41. B　42. C　43. B　44. A　45. B　46. A　47. A　48. C
49. B　50. A　51. D　52. D　53. D　54. A　55. A　56. B
57. C　58. A　59. A　60. A　61. D　62. A　63. C　64. C
65. D　66. D　67. B　68. C　69. D　70. A　71. C　72. A
73. C　74. A　75. C　76. A　77. B　78. C　79. D　80. C
81. D　82. B

二、判断题（第 83 题～第 137 题。将判断结果填入括号中。正确的填“√”，错误的填“×”。）

83. ×　84. √　85. ×　86. √　87. ×　88. √　89. √　90. √
91. √　92. √　93. ×　94. √　95. √　96. √　97. √　98. √
99. √　100. ×　101. ×　102. √　103. ×　104. √　105. √　106. ×
107. √　108. √　109. √　110. √　111. ×　112. ×　113. ×　114. ×
115. ×　116. √　117. √　118. √　119. ×　120. √　121. √　122. √
123. √　124. √　125. ×　126. ×　127. √　128. ×　129. √　130. ×
131. √　132. √　133. √　134. √　135. ×　136. √　137. √

单位名称

姓　名

准考证号

地区

考生答题不准超过此线

第七部分

理论知识考试模拟样卷

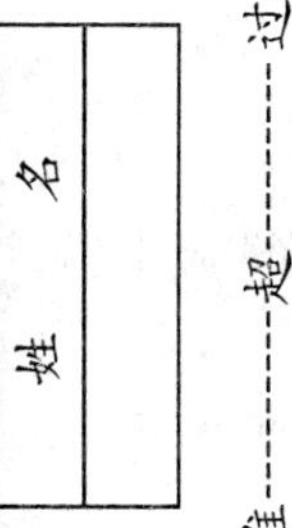

养老护理员理论知识模拟试卷

职业技能鉴定国家题库

养老护理员中级理论知识试卷

注 意 事 项

1. 考试时间：90分钟。
2. 本试卷依据2002年颁布的《养老护理员国家职业标准》命制。
3. 请首先按要求在试卷的标封处填写您的姓名、准考证号和所在单位的名称。
4. 请仔细阅读各种题目的回答要求，在规定的位置填写您的答案。
5. 不要在试卷上乱写乱画，不要在标封区填写无关的内容。

	一	二	总　分
得　分			

得　分	
评分人	

一、单项选择（第1题～第160题。选择一个正确的答案，将相应的字母填入题内的括号中。每题0.5分，满分80分。）

1. 道德产生的原因是（　　）。

A. 由个人的意志决定的　　B. 由人的理想决定的

C. 由人的思维特点决定的　　D. 由人的活动特点决定的

2. 职业道德是现实社会的（　　）道德。

A. 公共性　　B. 示范性

C. 主导性　　D. 辅助性

3. 我国社会主义道德建设内容中"一个核心"是指（　　）。

A. 为社会服务　　B. 为人民服务

C. 为集体服务　　D. 为社会主义服务

4. 调节国家利益、集体利益和个人利益三者关系的重要原则是（　　）。

A. 社会利益　　B. 国家利益

C. 集体利益　　D. 个人利益

5. 下列说法中错误的是（　　）。

A. 学习和了解养老护理员的职业道德，是为了提高老人本身的道德素质水平

B. 职业道德是养老护理员在职业活动是应该遵循的行为准则和道德规范

C. 养老护理员的职业道德是规定养老护理员如何运用公共的行为标准，处理与老人之间和老人亲属之间、与同事和社会之间相互关系的准则

D. 学习和了解养老护理员的职业道德可以让养老护理员更好的处理好各方面的人际关系

6. 养老护理员必需具有（　　）。

A. 正确的劳动态度　　B. 较强的个人意识

C. 较高的文化素质　　D. 较好的外表形象

7. 下列有关养老护理员礼仪的说法中不正确的是（　　）。

A. 仪容仪态是一个人素质和修养的体现，也是一个人精神面貌的体现

B. 行为举止是仪态方面的一个重要要求，坐、立、站、走都要以重稳为好

C. 养老护理员不可随意坐、躺在老人的床上或斜靠在老人的床架上，以免引起老人的反感

D. 站立的姿势要挺拔，站立时双腿微微分开，收腹，颈、胸在一条线上，双手可在小腹前交叉，或自然垂于身体两侧，也可以采用"稍息"的姿势，以缓解疲劳

8. 老年人运动系统主要变化错误的是（　　）。

A. 脊柱纤维弹性变小　　B. 脊柱纤维弹性增强

C. 肌肉萎缩　　D. 身高变矮

9. 老年人消化系统最主要变化错误的是（　　）。

A. 消化系统分泌增多　　B. 胃肠蠕减缓
C. 牙齿松动脱落　　D. 消化功能减弱

10. 老年人呼吸系统的主要变化正确的是（　　）。
A. 肺功能减弱　　B. 肺功能增强
C. 肺活量平稳　　D. 肺活量增强

11. 老年人容易出现下肢肿胀和痔疮等，心血管系统的主要变化是（　　）。
A. 静脉血管弹性增加　　B. 静脉变软
C. 静脉回流不困难　　D. 静脉变硬

12. 由于泌尿系统的主要变化，男性老年人因前列腺肥大，有时感到（　　）。
A. 排尿快　　B. 排尿困难
C. 排尿不困难　　D. 没有尿潴留

13. 老年人神经系统的变化导致他们对外界事物（　　）。
A. 反应能力上升　　B. 反应迟钝
C. 情感丰富　　D. 思维灵敏

14. 感觉系统的变化导致老年人嗅神经出现（　　）现象。
A. 嗅觉能力上升　　B. 对异味的察觉能力上升
C. 嗅神经细胞萎缩　　D. 嗅神经细胞扩大

15. 家庭关系和睦，老年人心理安慰，子女成家与老年人分居，老年人心理感到孤独和寂寞，这是老年人（　　）矛盾心理表现。
A. 既想独立又想依赖　　B. 既感到温馨又觉得孤独
C. 既自信又自卑　　D. 既叹衰老又不服老

16. 造成老年人的自卑心理主要表现错误的是（　　）。
A. 社会工作和交流的减少　　B. 知识的老化及经济收入的相对减少
C. 随着年龄的增长　　D. 生理功能会逐渐增强

17. 健康状态的老年人每天要求安排（　　）小时以上的睡眠。
A. 7 小时　　B. 8 小时
C. 9 小时　　D. 10 小时

18. 老年人机体抵抗力低，免疫能力差，对病原微生物的防御能力减弱，耐受力强，神经系统（　　）。
A. 反应灵敏　　B. 反应快
C. 反应差　　D. 反应迟钝

19. 由于老年人各器官的反应和敏感性降低，其患病特点错误的是（　　）。
A. 临床表现不明显　　B. 临床表现不典型
C. 临床表现自觉症状多　　D. 容易掩盖症状

20. 可使老年人夜间视力障碍和黏膜干燥，是老人缺乏（　　）。
A. 微量元素　　B. 其他膳食纤维

C. 维生素 A　　D. 维生素 D

21. 老年人容易出现皮肤干燥，皲裂等症状是老人缺乏（　　）。

A. 维生素 B 族　　B. 维生素 C

C. 维生素 D　　D. 其他膳食纤维

22. 能使老人维持毛细血管的完整性与连续性，可以解毒，降血脂的是（　　）。

A. 维生素 D　　B. 维生素 C

C. 维生素 B　　D. 维生素 A

23. 由于老年人骨钙丢失过多，进而发生脊柱畸形和骨折，是老人缺乏（　　）。

A. 铁　　B. 钙

C. 硒　　D. 氟

24. 水可以维持人体的血容量，大量失水可使血容量降低，而导致（　　）。

A. 低血压　　B. 正常血压

C. 高血压　　D. 稍偏高血压

25. 老年人依法享有的（　　）必须得到保障，老年人患病，本人和赡养人确实无力支付医疗费用的，当地人民政府根据情况可以给予适当帮助，并可以提倡社会救助。

A. 医疗待遇　　B. 养老金待遇

C. 住房待遇　　D. 其他待遇

26. 劳动者自由选择用人单位，用人单位选择优录用劳动者是劳动就业（　　）的原则。

A. 国家促进就业　　B. 平等就业

C. 劳动者与用人单位相互选择　　D. 照顾特殊群体人员就业

27. 双方当事人不规定合同终止日期的劳动合同，一般在劳动合同书上只写明合同生效的起始日期，没有规定合同终止日期，是指（　　）合同。

A. 有固定期限的劳动合同　　B. 无固定期限的劳动合同

C. 无劳动期限的劳动合同　　D. 有劳动期限的劳动合同

28. 劳动合同的条款是（　　）。

A. 劳动无报酬　　B. 劳动无纪律

C. 无劳动保护和劳动条件　　D. 劳动合同终止日期

29. 履行合同的原则正确的是（　　）。

A. 亲自履行原则　　B. 劳动义务不统一原则

C. 履行原则　　D. 部分履行原则

30. 劳动法律概念指在劳动过程中必须遵守的（　　）和秩序。

A. 劳动活动　　B. 劳动规则

C. 劳动形式　　D. 劳动标准

31. 社会福利机构变更章程，名称，服务项目和住所时，应当报（　　）审批。

A. 民政部门　　B. 民政厅

C. 民政局　　D. 人事局

32. 老年人社会福利机构基本规范的宗旨错误的是（　　）。

A. 以科学的知识和技能维护老人的基本权益

B. 帮助老人适应社会

C. 促进老人自觉发展

D. 促进老人自身发展

33. 老人口腔患有霉菌感染时应选用（　　）漱口溶液。

A. 生理盐水　　B. 双氧水

C. 碳酸氢钠溶液　　D. 醋酸溶液

34. 为患绿脓杆菌的老人清洁口腔后的用物应（　　）处理。

A. 消毒，不需要隔离，污物可消毒后再用

B. 按消毒隔离制度处理，污物应焚毁

C. 需隔离，但不必消毒

D. 按消毒隔离制度处理，污物清洗后晒干后再用

35. 擦灭虱药物 24 小时后如发现有活虱应（　　）。

A. 用清水洗发　　B. 继续包严头发

C. 用农药敷于头上　　D. 需重新用灭虱药杀死

36. 灭虱药液的配制：在 100 毫升 50% 的酒精中加入百部的用量为（　　）。

A. 50 克　　B. 40 克

C. 30 克　　D. 20 克

37. 灭头虱、头虮后脱落的头发、死虱的处理方法为（　　）。

A. 先刷干净梳子和篦子，然后再行高压蒸汽消毒

B. 用碘酒涂擦梳子、篦子后再清洗

C. 用 50% 酒精消毒后再清洗

D. 用 30% 的含酸百部酊消毒后再用刷子刷净

38. 为长期卧床、年老体弱、瘫痪、昏迷并患压疮一期的老人增加翻身次数为（　　）。

A. 每 2 小时一次，必要时 1 小时一次　　B. 每 4 小时一次

C. 每 6 小时一次　　D. 每 8 小时一次

39. 炎症浸润期压疮的症状为（　　）。

A. 局部皮肤红肿热痛

B. 局部红肿向外扩展浸润，皮肤呈紫红色，疼痛加剧，水疱形成

C. 疮面有红色水样渗出物

D. 局部皮肤感染

40. 压疮换药的注意点，下列正确的是（　　）。

A. 换药过程中要充分暴露老人的身体

B. 换药前后不应洗手，以免对老人不尊重

C. 换药过程中随时观察老人的机体状况，并注意保暖，防止受凉
D. 传染性伤口只需一般消毒要求

41. 下列（　　）不是睡眠障碍的表现形式。
A. 睡得晚第二天早晨醒得晚
B. 晚上睡得晚第二天早晨仍很早就醒
C. 入睡后没多久就醒来，以后就再也无法入睡
D. 早醒连续几天

42. 老人睡眠时应穿（　　）的内衣。
A. 紧身内衣　　B. 粗纤维内衣
C. 涤纶内衣　　D. 宽松、柔软的内衣

43. 促进睡眠障碍老人入睡的正确方法为（　　）。
A. 肌注镇静剂　　B. 口服安眠药
C. 气功　　D. 看电视

44. 老人睡眠障碍的诱发因素有（　　）。
A. 年龄、性别、职业、疾病、心理　　B. 年龄、环境、心理、外貌、疾病
C. 生理、环境、习惯、心理、疾病等　　D. 生理、情绪稳定、疾病、环境

45. 睡眠质量与下列（　　）无关。
A. 睡眠习惯　　B. 疾病
C. 外貌　　D. 环境

46. 睡眠障碍通常的表现为（　　）。
A. 睡眠良好　　B. 睡眠欠佳
C. 睡眠后精力旺盛　　D. 睡眠中没有多梦

47. 低盐饮食的盐供应量为：每日每公斤体重不超过（　　）克。
A. 0.5～1.0　　B. 1.0～1.5
C. 1.5～2.0　　D. 2.0～3.0

48. 大面积烧伤、肿瘤、肺结核、贫血、术后恢复期的患者应给（　　）的饮食。
A. 低盐饮食　　B. 低蛋白饮食
C. 高蛋白饮食　　D. 低胆固醇饮食

49. 老人进食的正确姿势为（　　）。
A. 对不能下床者，取平卧位
B. 对卧床老人要侧卧，头要偏向一侧，并抬高胸部，给予适当的支持
C. 对卧床老人要平卧，头要偏向一侧，不需抬高胸部
D. 对不能下床的老人，一定要安排坐位来喂食，准备跨床小桌

50. 老人不能空腹吃的食物为（　　）。
A. 饼干　　B. 柿子
C. 火腿肠　　D. 燕麦

51. 鼻导管喂食的量为（　　）毫升。

A. 50　　B. 100

C. 150　　D. 200

52. 鼻导管喂食的鼻饲饮料的温度为（　　）。

A. 38～40℃　　B. 40～45℃

C. 30～40℃　　D. 20～30℃

53. 滴耳药使用的正确方法是（　　）。

A. 头偏向患侧边

B. 患侧在下，健侧在上

C. 老人取平卧位

D. 头偏向健侧一边，使患侧耳在上，健侧耳在下

54. 糜烂型的手、足癣的用药为（　　）。

A. 枯矾粉或足粉，待干燥脱皮后用克霉唑霜

B. 只用碘酒消毒

C. 只用酒精消毒

D. 用红霉素软膏

55. 为老人涂碘酊后应注意老人有无（　　）反应。

A. 过敏反应　　B. 消化道反应

C. 呼吸道反应　　D. 心理反应

56. 氧气雾化器的面罩和口含嘴的消毒应浸泡在消毒液中（　　）。

A. 10 分钟　　B. 20 分钟

C. 30 分钟　　D. 1 个小时

57. 超声雾化吸入要（　　）。

A. 先关雾化开关，再关电源开关

B. 先关电源开关，再关雾化开关

C. 不需关雾化开关，直接关电源开关就可以

D. 只需关雾化开关，不需要关电源开关

58. 下列（　　）不是氧气雾化吸入法的目的。

A. 防传染　　B. 消炎

C. 解痉　　D. 镇咳

59. 使用氧气雾化吸入法操作中，嘱老人做（　　）效果更好。

A. 深呼气　　B. 深吸气

C. 平静呼吸　　D. 浅呼吸

60. 超声雾化水槽及药罐内切忌加（　　）。

A. 冷水　　B. 矿泉水

C. 自来水　　D. 温水或热水

61. 正常成人呼吸的次数为（　　）每分钟。

A. 16～20 次　　B. 30～40 次

C. 40～50 次　　D. 5～10 次

62. 呕吐伴腹泻常见于（　　）。

A. 食物中毒、急性肠炎、细菌性痢疾　　B. 肠梗阻

C. 肺炎　　D. 糖尿病

63. 过敏性休克中枢神经系统的症状表现为（　　）。

A. 烦燥不安、意识丧失、昏迷、抽搐　　B. 皮疹、咳嗽、发热等

C. 打喷嚏、荨麻疹、皮疹　　D. 胸闷、声带水肿、呕吐

64. 过敏反应较严重时，（　　）为首选药物。

A. 西地兰　　B. 肾上腺素

C. 柴胡　　D. 川琥宁

65. 对某些易引起过敏反应的药物如（　　）使用前要详细询问过敏情况。

A. 速效伤风胶囊　　B. 庆大霉素

C. 青霉素　　D. 克林霉素

66. 老人出现意识模糊或消失、反射迟钝、心跳减弱、血压降低、呼吸微弱或出现潮式呼吸，此症状属于（　　）。

A. 临床死亡期　　B. 濒临死亡期

C. 生物学死亡期　　D. 宣告死亡

67. 下列（　　）是隔离衣的正确使用方法。

A. 隔离衣两天更换一次　　B. 穿隔离衣后可以进入清洁区

C. 隔离衣只能在隔离区使用　　D. 穿隔离衣时衣领可以触及面部

68. 严密隔离老人的排泄物、分泌物应先（　　）处理，再排放。

A. 一般清洁　　B. 直接

C. 严格消毒　　D. 一般消毒

69. 下列（　　）属于呼吸道隔离。

A. 胃溃疡　　B. 胆结石

C. 肺结核　　D. 肾结石

70. 下列（　　）属于接触隔离法。

A. 破伤风　　B. 胃炎

C. 胆结石　　D. 胃出血

71. 下列属于昆虫隔离法的是（　　）。

A. 流行性感冒　　B. 疟疾

C. 狂犬病　　D. 百日咳

72. 属于保护性隔离法的疾病是（　　）。

A. 免疫缺陷　　B. 小面积烧伤

C. 出血热　D. 胃出血

73. 疑有传染病进行床单位终末处理时，下列（　）不正确。

A. 打开门窗　B. 打开床旁桌

C. 摊开棉被　D. 竖起床垫

74. 关于隔离的原则下列不正确的是（　）。

A. 隔离居室或隔离床前悬挂隔离标志，门口放置浸有清洁剂的脚垫

B. 穿隔离衣前必须将护理操作用物都准备齐全

C. 做好住养对象的思想工作，解除他们的恐惧和紧张

D. 隔离居室或隔离床前悬挂隔离标志，门口放置浸有消毒液的脚垫

75. 人群的易感性决定于（　）。

A. 人群中每个人的免疫状况　B. 传染源

C. 传播途径　D. 病原携带状态

76. 下列（　）属于消化道传染病。

A. 病毒性肝炎　B. 带状疱疹

C. 流行性感冒　D. 斑疹伤寒

77. 常见传染病污染物品枕心、被服、毛纺织品的消毒方法为（　）。

A. 日光暴晒 2 小时以上　B. 日光暴晒 3 小时以上

C. 日光暴晒 4 小时以上　D. 日光暴晒 6 小时以上

78. 隔离衣应（　）更换。

A. 每天　B. 隔天

C. 一周　D. 3 天

79. 取无菌溶液的错误操作是（　）。

A. 取无菌溶液前要仔细核对

B. 开启瓶盖，用食指与拇指或用双手拇指于标签侧将瓶塞拉出

C. 将没有贴标签的一面握于掌中，倒出少许溶液冲洗瓶口

D. 已打开过的溶液只能保存 24 小时

80. 无菌包打开后，（　）以后不能再用，必须重新灭菌。

A. 12 小时　B. 24 小时

C. 36 小时　D. 48 小时

81. 无菌技术的概念是指：在医疗、护理操作中防止一切（　）侵入人体的方法和防止无菌物品、无菌区域不被污染的操作技巧。

A. 微生物　B. 细菌

C. 病毒　D. 衣原体

82. 未使用过的无菌包，有效期为（　）。

A. 3 天　B. 5 天

C. 7 天　D. 10 天

83. 手提式高压蒸汽灭菌方法要待压力降到“0”时，才能将盖子慢慢打开，此目的是为了（　　）。

A. 防止热空气进入　　B. 防止细菌进入

C. 防止物品受潮以及玻璃物品发生爆炸　　D. 节约时间

84. 卧式高压蒸汽灭菌压力达到（　　）磅/平方厘米，温度达到115℃时，要立即打开放气开关，使锅内的空气放尽。

A. 5　　B. 10

C. 15　　D. 20

85. 梅雨季节高压蒸汽灭菌物品的有效期为（　　）。

A. 1周　　B. 2周

C. 3周　　D. 4周

86. 热敷的注意点，下列不正确的为（　　）。

A. 在热敷过程中，应随时观察老人的皮肤颜色及全身感觉

B. 老人坐浴时，应随时观察老人的全身局部情况，如有异常，立即停止并进行处理

C. 热水坐浴添加热水时，让老人坐在浴盆中

D. 冬天坐浴时应注意居室的温度，做好老人的保暖工作

87. 温水擦浴每侧肢体应擦（　　）。

A. 1分钟　　B. 2分钟

C. 3分钟　　D. 10分钟

88. 心前区用冷易引起（　　）。

A. 血压升高　　B. 呼吸加快

C. 反射性心率加快　　D. 反射性心率减慢

89. 重病护理记录中的病情记录不包括（　　）。

A. 体温，脉搏，呼吸，血压　　B. 意识状态，老人主诉及主要病情变化

C. 各种治疗，护理措施及效果　　D. 老人平常的饮食

90. （　　）负责总结重病老人24小时出入量。

A. 白班护理员　　B. 夜班护理员

C. 老人　　D. 家属

91. 老人的身体评估不包括（　　）。

A. 体温，脉搏，呼吸，血压　　B. 身高，体重

C. 护理目标　　D. 皮肤受损情况

92. （　　）是养老护理员护理工作中的一份全面记录和总结，也是充实教学内容，进行护理科研的重要资料。

A. 个案护理记录　　B. 完整的个案护理记录

C. 身体护理记录　　D. 日常生活护理记录

93. 重病护理记录的要求，下列（　　）不正确。

A. 可随意涂改　　B. 要准确记录

C. 要本班记录　　D. 要及时记录

94. 护理交班记录由护理部保存（　　）时间。

A. 1 年　　B. 2 年

C. 3 年　　D. 4 年

95. 护理文书的保管要求，下列不妥的为（　　）。

A. 保管室要清洁　　B. 按年月日期有序放置

C. 文书可随时拿出　　D. 保管室要干燥

96. 护理记录必须用能长期保存的（　　）书写。

A. 铅笔　　B. 圆珠笔

C. 钢笔　　D. 水彩笔

97. 通过学习急救，可以使养老护理员在医务人员的指导下，掌握对老人（　　）的应急处理办法。

A. 烫伤　　B. 支气管炎

C. 咳嗽　　D. 疼痛

98. 老人发生意外伤害时，养老护理员应保持（　　）的头脑。

A. 冷静　　B. 紧张

C. 恐惧　　D. 手忙脚乱

99. 外伤出血的应急处理原则正确的是（　　）。

A. 抬高患肢　　B. 放低患肢

C. 放平患肢　　D. 抬高健肢

100. 出血少而缓者，采用压迫法下列（　　）是错误的。

A. 用干净的毛巾放在出血点上，再用手指压住

B. 用干净的手绢放在出血点上，再用手指压住

C. 用消毒的棉花或纱布放在出血点上，再用手指压住

D. 用湿毛巾放在出血点上，再用手指压住

101. 下列（　　）不是外伤大量出血加压包扎的操作。

A. 绷带加压包扎　　B. 关节屈曲加压包扎

C. 关节伸直　　D. 砂袋加压

102. 出血包扎时松紧要合适，既要（　　），又不阻断肢体的血液循环。

A. 止痛　　B. 止痒

C. 止痉　　D. 止血

103. 进行出血包扎时，绷带要从（　　）开始包扎。

A. 近端　　B. 远端

C. 上端　　D. 下端

104. 终止烫伤的最佳方法为（　　）。

A. 先脱去衣服，再离开烫伤源

B. 涂药

C. 立即离开烫伤源，然后脱去或剪开衣服

D. 包扎

105. 消毒或清洁敷料简单覆盖烫伤创面是为了（　　）。

A. 节约药费　　B. 为了好看

C. 避免污染和再损伤　　D. 不让别人看到

106. 老人噎食后，仍能交换空气和咳嗽，此症状属于呼吸道（　　）阻塞。

A. 部分　　B. 完全

C. 上段　　D. 下段

107. 对噎食并出现呼吸道完全阻塞的老人，养老护理员应立即叫人通知医护人员，同时赶紧对老人进行（　　）。

A. 呼吸训练　　B. 紧急处理

C. 一般处理　　D. 心理安慰

108. 对摔伤后疑为骨折的老人，应做可靠的临时固定，防止因骨折断端活动而造成新的损伤，应减轻疼痛，预防（　　）。

A. 休克　　B. 出血

C. 发热　　D. 感染

109. 必须先行止血、包扎，再固定骨折肢体的方法，适用于（　　）骨折。

A. 闭合性　　B. 髋关节

C. 肋骨　　D. 开放性

110. 骨折固定的材料可用树枝、竹竿、木棍、纸板、（　　）、毛巾、腰带做代用品。

A. 书卷、雨伞　　B. 棉签

C. 雨衣　　D. 铁棍

111. 骨折固定后，夹板与肢体之间要加（　　）等衬垫，防止皮肤受压损伤。

A. 棉垫、布片　　B. 冰块

C. 热水袋　　D. 硬纸壳

112. 按创口的情况，可判断其（　　）的性质。

A. 创口　　B. 损坏

C. 损伤　　D. 破坏

113. 因失血过多，造成休克的临床表现不包括（　　）。

A. 面色苍白、四肢湿冷　　B. 心烦口渴，眩晕神倦

C. 胸闷恶心　　D. 脉缓、尿多

114. 创伤的过程越快，感觉疼痛越轻，创口在（　　）感觉较疼痛。

A. 出血时　　B. 中期

C. 初期　　D. 后期

115. 创伤后，由于（　　），软组织损伤，伤员采取各种体态以保护其受伤部位。

A. 高度紧张　　B. 轻微疼痛

C. 出血　　D. 剧烈疼痛

116. 决定烫伤严重程度的因素，下列（　　）项是错误的。

A. 面积　　B. 体重

C. 深度　　D. 部位

117. 一度烫伤的主要变化是真皮毛细血管扩张充血而出现（　　）。

A. 水疱　　B. 皮肤破损

C. 出血　　D. 皮肤红斑

118. 三度烫伤的主要变化下面（　　）项叙述不正确。

A. 皮肤坏死　　B. 皮下组织坏死

C. 有水疱　　D. 创面呈蜡白色

119. 人体的咽是一个垂直的（　　）管道。

A. 硬性　　B. 肌性

C. 无弹性　　D. 骨性

120. 老人噎食的症状，其严重性与上呼吸道的阻塞程度成（　　）。

A. 对比　　B. 比例

C. 正比　　D. 反比

121. 骨的构造包括：骨质、（　　）、骨髓、神经等部分。

A. 短骨　　B. 骨膜

C. 骨干　　D. 长骨

122. 老人发生意外伤害后，工作人员（　　）隐瞒不报。

A. 可以　　B. 尽可能

C. 决不能　　D. 一定

123. 高血压发病的相关因素，下面（　　）叙述不正确。

A. 家族遗传，不良生活习惯　　B. 精神因素及职业

C. 环境因素及年龄增高　　D. 体温及脉搏

124. 高血压的临床表现，下列（　　）不正确。

A. 植物神经功能失调　　B. 易出现体位性低血压和心力衰竭

C. 血压波动大　　D. 血压稳定

125. 冠心病人出现心绞痛时，胸骨后（　　）有压榨性或窒息性疼痛。

A. 左中段　　B. 右中段

C. 下段　　D. 上、中段

126. 出血性脑血管意外的患者应绝对卧床休息（　　）周。

A. 2—4 周　　B. 4—6 周

C. 6—8 周　　D. 8—10 周

127. 对出血性脑血管病的老人应（　　），以防加重病情。

A. 尽快搬到医院抢救　　B. 就地抢救，不宜搬动和长途运送

C. 宜尽快搬到外地大医院抢救　　D. 不应就地抢救

128. 慢性支气管炎好发于（　　）的季节。

A. 很热　　B. 较暖

C. 不冷　　D. 寒冷

129. 患帕金森综合症病的老人宜选（　　）且营养丰富的饮食。

A. 高胆固醇、低维生素　　B. 低胆固醇、高维生素

C. 低胆固醇、低维生素　　D. 高胆固醇、高维生素

130. 震颤是帕金森综合症的症状之一，在肢体（　　）时发生，以肢体远端为显著。

A. 上举　　B. 下垂

C. 运动　　D. 静止

131. 糖尿病易出现感染的部位是（　　）。

A. 泌尿道、皮肤、足趾、肺部　　B. 消化道、肺部

C. 呼吸道、皮肤、足趾　　D. 循环系统、肺部

132. 督促患痛风病的老人多（　　）、戒酒，以免病情发作。

A. 进食动物内脏　　B. 进食蛋白质

C. 进食海味　　D. 饮水

133. 患痛风病的人，男性显著（　　）女性。

A. 多于　　B. 少于

C. 等于　　D. 小于

134. 骨质疏松症的老人，应到户外（　　），但应避免剧烈运动。

A. 少晒太阳　　B. 多晒太阳

C. 跳绳　　D. 快跑

135. 骨质疏松症老人，由于骨质疏松，椎管压缩造成（　　）胸椎弯曲，导致身材变矮、驼背。

A. 上段　　B. 下段

C. 中段　　D. 中下段

136. 对便秘的老人，应多吃（　　）食物，还可吃些润肠软便的食物。

A. 细纤维　　B. 粗纤维

C. 蛋白质　　D. 腌制品

137. 便秘老人出现肛裂、痔疮、晕厥、脑血管意外等症，是（　　）所致。

A. 毒素　　B. 排便困难

C. 梗阻　　D. 毒素、梗阻

138. 尊重和关怀老年痴呆病人，建立良好的（　　）关系。

A. 护患　　B. 同志

C. 亲人　　D. 朋友

139. 老年痴呆症病人出现记忆障碍，会导致其对（　　）减弱。

A. 近期记忆能力　　B. 远期记忆能力

C. 智能　　D. 语言功能

140. 给肩关节活动障碍的老人做肩后伸运动时，老人取（　　）卧位。

A. 侧　　B. 仰

C. 半坐　　D. 俯

141. 构成关节的基本要素是（　　）。

A. 关节面、关节囊、关节腔　　B. 关节面、纤维层

C. 纤维层、关节腔　　D. 内层、外层

142. 构成关节的（　　）结构是：关节韧带、关节内软骨、关节盂缘等等。

A. 主要　　B. 辅助

C. 内部　　D. 外部

143. 关节功能之一的旋转运动包括：肢体向内转动为旋内，向外转动为（　　）。

A. 外旋　　B. 旋外

C. 外转　　D. 内旋

144. 运动型肌肉按肌肉头数目分为：单头肌、二头肌（　　）和四头肌。

A. 三头肌　　B. 长肌

C. 短肌　　D. 阔肌

145. 对关节活动障碍的老人，需养老护理员帮助其恢复功能，因此（　　）是对关节活动度进行练习的常用方法。

A. 被动运动　　B. 主动运动

C. 旋转运动　　D. 环转运动

146. 关节手术后或（　　），须进行被动运动治疗的，其动作必须缓慢、平稳、不引起疼痛。

A. 手术前　　B. 炎症早期

C. 恢复期　　D. 炎症后期

147. 指导偏瘫老人选择（　　）的裤子。

A. 用扣子，较宽松　　B. 前排拉链、不宽松

C. 前排拉链、较宽松　　D. 系带子，较宽松

148. 对老人进行教育性技能训练时，先让老人处于（　　）的位置，然后进行训练。

A. 仰卧　　B. 舒适

C. 侧卧　　D. 站立

149. 老人在使用健身器材前，先做热身运动，不可用健身器材做（　　）或无法达到目的的功能训练。

A. 适量　　B. 大量

C. 小量　　D. 超量

150. 象棋的“将（帅）”、“士（仕）”、只能行走在（　）格内。

A. “日”字　　B. “田”字

C. “九宫”　　D. 河界内

151. 患高血压症、（　）、易发脾气的老人，应选择有镇静作用的音乐播放，如琴曲合奏的《梅花三弄》、琴箫合奏的《潇湘水云》等。

A. 高血脂　　B. 精神抑郁

C. 情绪不安　　D. 高血糖

152. 月季花象征“群芳争艳、五彩缤纷”，插花时可用（　）陪衬。

A. 百合花　　B. 梅花

C. 草　　D. 竹

153. 情绪焦虑的老人表现为整日惶惶不可终日，心神不安，无法保证正常的（　）和睡眠。

A. 脉搏　　B. 呼吸

C. 心率　　D. 饮食

154. 情绪表现为孤独的老人，应根据他的兴趣和（　）为其安排适宜的活动项目，充实他的生活。

A. 特点　　B. 情绪

C. 特性　　D. 特长

155. 转移不良情绪的方式之一是：让老人回避会引起消极回忆的（　），这样能暂时离开不愉快的事情，以求对它的淡漠或遗忘。

A. 地方　　B. 场所或物品

C. 场地　　D. 物质

156. 老人的情绪一旦被激发，就不容易恢复平静，要（　）的时间才能复原，这是不良情绪产生的生理原因。

A. 3 天　　B. 5 天

C. 较短　　D. 较长

157. 当老人处在不良的情绪状态时，养老护理员除了言语上的安慰外，还可以采取一些（　）的接触，如握着他的一只手，等等。

A. 上肢　　B. 肢体

C. 目光　　D. 头部

158. 当老人说出自己在人际关系中的烦恼后，应和老人一起分析问题的（　）在哪里，一起找出解决问题的方法。

A. 根据　　B. 根源

C. 根本　　D. 难点

159. 人际交往对老年生活的意义有：满足老人的（　　）需要，消除年老引发的孤独感，是老人身心健康的保证。

A. 精神　　B. 思维

C. 心理　　D. 语言

160. 在心理咨询中，咨询者可以用“怎么样”等词发问，以此来促使老人进行（　　），推动会谈的进行。

A. 自我分析　　B. 自我批评

C. 判断　　D. 思索

得　分	
评分人	

二、判断题（第161题~第200题。将判断结果填入括号中。正确的填“√”，错误的填“×”。每题0.5分，满分20分。）

161. 养老护理员职业守则的确定，是以领导要求和被服务对象的需求来制订的。（　）

162. 要做到礼貌用语，首先要能体会老人的心理，设身处地地为老人的困难着想。（　）

163. 养老护理活动正在逐渐由社区、社会养老机构集中护理向家庭护理模式的方式转变。（　）

164. 人体结构从外观上看由头部，颈部，胸部，腹部，躯干，四肢构成。（　）

165. 老年人的自信资本表现在老年人的年龄，地位，成就，经验，能力等方面。（　）

166. 为老年人提供生活照顾，为主要内容的专业性服务工作，应该始终如一地贯彻护理内涵中的一些重要原则。（　）

167. 最低工资指用人单位对单位时间劳动至少必须按法定最高标准支付的工资。（　）

168. 用人单位应按有关协议或合同规定在其完成劳动任务后即支付工资。（　）

169. 为了给老人的尊重，养老护理员在给老人清洁口腔时不应戴口罩。（　）

170. 给褥疮老人换药时先用水湿润最里层敷料再用镊子揭去敷料的目的是避免损伤肉芽组织或引起创面的出血。（　）

171. 饮食过饱也会引起老人睡眠障碍。（　）

172. 心理因素诱发的睡眠障碍最主要的护理是要解除紧张、焦虑、兴奋、激动、抑郁、思虑等情绪和精神刺激，使心理平衡。（　）

173. 正常睡眠是指在整个睡眠过程中，未受任何干扰，按需睡眠时间达到，睡眠周期中有中断、时醒的现象。（　）

174. 老人睡得晚，醒得早。（　）

175. 养老护理员给老人喂食时老人应取坐位或卧位，头偏向一边。（　）

176. 老人排便困难，冠心病，动脉硬化、糖尿病发生率较高，尤其应该在饮食中补给足量的纤维素。 （ ）

177. 鼻导管插管时，老人应采取坐位，卧床老人应取左侧卧位。 （ ）

178. 拔鼻导管时将弯置于老人颌下，将胃管开口端打开放入弯盘内。 （ ）

179. 疥疮的好发部位是指缝，肘窝，腋窝，脐周等部位。 （ ）

180. 老年性白内障主要表现为视力下降甚至失明。 （ ）

181. 脉搏测量的压力以能清楚触及脉搏为宜，一般情况下测 30 秒钟，将所测脉搏数值乘以 2，即为脉搏数。 （ ）

182. 血压的生理变化随着年龄的增长血压而增高，上午的血压较高，夜晚睡眠时血压最低。 （ ）

183. 测量脉搏时可用大拇指测量。 （ ）

184. 呕吐的观察要点为呕吐的次数、量、颜色、气味和伴随的症状。 （ ）

185. 预真空压力蒸汽灭菌操作不需要预热。 （ ）

186. 热敷部位应涂上凡士林，其面积应大于热敷面积。 （ ）

187. 重病护理记录常用于一般病情的老人。 （ ）

188. 个案护理记录必须真实、完整、可信。 （ ）

189. 骨折固定包扎后，如出现趾、指尖苍白、青紫、肢体发凉、疼痛或麻木时，表明血液循环正常。 （ ）

190. 创伤严重者常因失血、疼痛而导致功能丧失。 （ ）

191. 二度烫伤其水疱破裂后则血浆样体液外渗，水疱基底呈均匀红色，伴有剧烈疼痛。 （ ）

192. 骨折部位会出现不同程度的疼痛及纵轴扣击痛。 （ ）

193. 象棋的“车”不能在棋盘内任意行走。 （ ）

194. 对慢性支气管老人，要安排其必要的休息、合理的营养，适当户外活动和锻炼，不断提高机体抵抗力。 （ ）

195. 指导糖尿病老人注意个人卫生，勤换衣裤，加强口腔皮肤和阴部的清洁。 （ ）

196. 养老护理员可随意挑选一些歌曲、乐曲让老人进行音乐欣赏。 （ ）

197. 插花的构图，通常以三枝较粗壮的花作为骨架和轴心，并在三枝中选定第二枝作为整体作品的中心。 （ ）

198. 练书法是脑力和体力相结合的一种运动，老人根据自己的体力，掌握好运动量，不宜太累。 （ ）

199. 要解决老年人角色混淆的问题，最关键的是要帮助老人自己认识到问题所在，进而才能改变他们的行为。 （ ）

200. 人际吸引中的相互性原则告诉我们，人们通常会喜欢那些喜欢自己的人，所以教会老人常常表达出对他人的喜欢与欣赏。 （ ）

养老护理员理论知识模拟试卷答案

一、单项选择题（第1题~第160题。选择一个正确的答案，将相应的字母填入题内的括号中。每题0.5分，满分80分。）

1. D	2. C	3. B	4. C	5. A	6. A	7. B	8. B
9. A	10. A	11. B	12. B	13. B	14. C	15. B	16. D
17. C	18. D	19. C	20. C	21. A	22. B	23. B	24. A
25. A	26. C	27. C	28. D	29. A	30. B	31. A	32. C
33. C	34. B	35. D	36. C	37. D	38. A	39. B	40. C
41. A	42. D	43. C	44. C	45. C	46. B	47. D	48. C
49. B	50. B	51. D	52. A	53. D	54. A	55. A	56. D
57. A	58. A	59. B	60. D	61. A	62. A	63. A	64. B
65. C	66. B	67. C	68. C	69. C	70. A	71. B	72. A
73. A	74. A	75. A	76. A	77. D	78. A	79. C	80. B
81. A	82. C	83. C	84. B	85. A	86. C	87. C	88. D
89. D	90. B	91. C	92. B	93. A	94. A	95. C	96. C
97. A	98. A	99. A	100. D	101. C	102. D	103. B	104. C
105. C	106. A	107. B	108. A	109. D	110. A	111. A	112. C
113. D	114. C	115. D	116. B	117. D	118. C	119. B	120. C
121. B	122. C	123. D	124. D	125. D	126. B	127. B	128. D
129. B	130. D	131. A	132. D	133. A	134. B	135. C	136. B
137. B	138. A	139. A	140. A	141. A	142. B	143. B	144. A
145. A	146. B	147. C	148. B	149. D	150. C	151. C	152. C
153. D	154. D	155. B	156. D	157. B	158. B	159. C	160. A

二、判断题（第161题~第200题。将判断结果填入括号中。正确的填"√"，错误的填"×"。每题0.5分，满分20分。）

161. ×	162. √	163. ×	164. √	165. √	166. √	167. ×	168. √
169. ×	170. √	171. √	172. √	173. ×	174. ×	175. √	176. √
177. ×	178. ×	179. √	180. √	181. √	182. √	183. ×	184. √
185. ×	186. √	187. ×	188. √	189. ×	190. ×	191. √	192. √
193. ×	194. √	195. √	196. ×	197. ×	198. √	199. √	200. √

第三篇 操作技能考核复习指导

CAOZUO JINENG KAOHE FUXI ZHIDAO

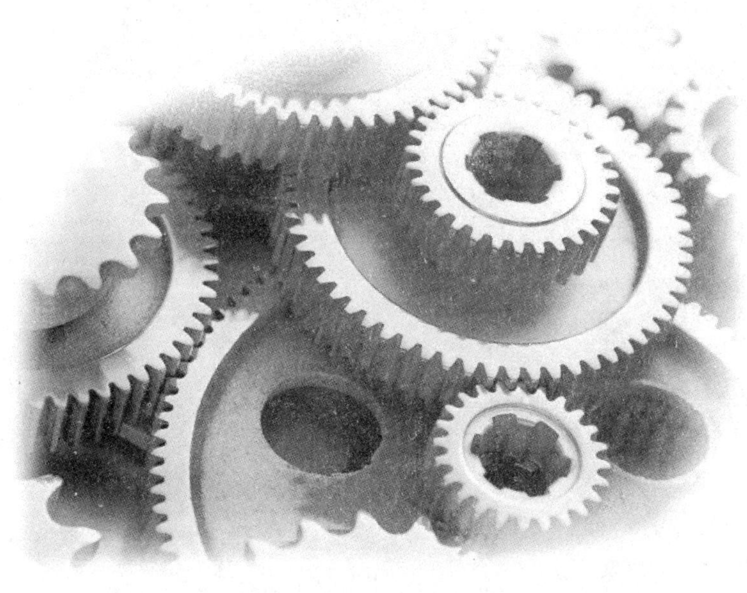

第八部分

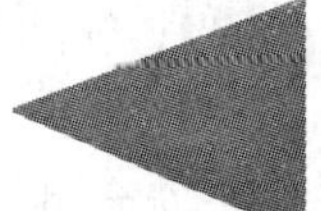

操作技能考核解读

操作技能考核试卷构成

操作技能考核有多种考核方式。本职业中级操作技能考核采用实际操作题型，共3题（详见考核内容结构表）。

职业技能鉴定国家题库操作技能试卷一般由以下3部分内容构成：

1. 操作技能考核准备通知单

分为鉴定机构准备通知单和考生准备通知单。在考核前分别发给考核现场和考生。内容为考核所需场地、设备、材料、工具及其他准备要求。

2. 操作技能考核试卷正文

内容为操作技能考核试题，包括试题名称、试题分值、考核时间、考核形式、具体考核要求（如技术标准、图表、图样等考核应达到的结果要求）等。

3. 操作技能考核评分记录表

内容为操作技能考核试题配分与评分标准，用于考评员评分记录。主要包括各项考核内容、考核要点、配分与评分标准、否定项及说明、考核分数加权汇总方法等。必要时包括总分表，即记录考生本次操作技能考核所有试题成绩的汇总表。

操作技能考核时间和考核要求

◈ 操作技能考核的考核时间

按《国家职业标准》要求，本职业中级操作技能考核时间为90～120分钟。

◈ 操作技能考核的基本要求

1. 按试卷中具体考核要求进行操作。

2. 考生在操作技能考核过程中要遵守考场纪律，执行操作规程，防止出现人身和设备安全事故。

操作技能考核试卷生成方式

职业技能鉴定国家题库一般有以下 3 种试卷生成方式：

1. 计算机自动生成试卷

计算机程序按照该职业的《操作技能考核内容结构表》和《操作技能鉴定要素细目表》的结构特征，用统一的组卷模型，自动选取鉴定范围和鉴定点，从题库中抽取相应的试题，组成试卷。

2. 人工干预计算机组卷

根据本职业本等级操作技能考核内容，由人工选定鉴定范围、鉴定点和试题，并由计算机按照国家题库组卷模型进行组合，形成试卷。

3. 特殊要求组卷

若试题库中没有满足本次鉴定要求的试题，专家根据本职业鉴定要求命制新试题。

本职业本等级操作技能考核试卷的生成方式为计算机自动生成试卷。

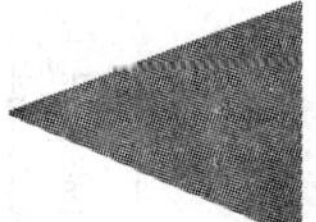

第九部分

操作技能考核要素

操作技能考核内容结构表

◈ 操作技能考核内容结构表说明

操作技能考核内容结构表中列出了养老护理员中级的考核内容、选考方式、考核总体时间等内容。依据考核内容结构表，考核三项，鉴定比重为100%，总体考试时间为90～120分钟。

◈ 操作技能考核内容结构表

养老护理员　操作技能考核内容结构表

鉴定范围		生活照料				技术护理						康复护理	心理护理	合计
		清洁卫生	睡眠照料	饮食照料	排泄照料	给药	观察	消毒	冷热运用	急救	危重病护理			
初级	选考方式	必考	任选一项			任选一项								3 项
	鉴定比重(%)	60	20			20								100
	考试时间(分钟)	50～70	20～30			20								90～120
	考核形式	实操	实操			实操								
中级	选考方式	任选一项			—	任选一项				必考				3 项
	鉴定比重(%)	20			—	20				60				100
	考试时间(分钟)	20～30			—	20				50～70				90～120
	考核形式	实操			—	实操				实操				
高级	选考方式									必考	必考	任选一项		3 项
	鉴定比重(%)									40	40	20		100
	考试时间(分钟)									30～40	40～50	20～30		90～120
	考核形式									实操	实操	实操		

操作技能鉴定要素细目表

◆ 操作技能鉴定要素细目表说明

1. 鉴定要素细目表是在考核内容结构表的基础上，列出了本级别具体要考核的内容。其中，“鉴定点”即为具体的考核内容，每个鉴定点都有重要程度指标，即鉴定点后标注的“X”、“Y”、“Z”。“X”表示“核心要素”，是考核中最重要、出现频率也最高的内容；“Y”表示“一般要素”，是考核中出现频率一般的内容；“Z”表示“辅助要素”，在考核中出现的频率较低。

2. 表中每个鉴定范围都有鉴定比重指标。它表示在一份试卷中该鉴定范围所占的分数比例。每个鉴定点中有若干道试题，它们有共性的考核要求、配分与评分标准，这些试题都是考生应当掌握的。在每次操作技能考核时，试卷是根据考核内容结构表的要求，在鉴定要素细目表的相关鉴定点中由计算机自动抽取或由专家人工选取3道试题组成的。

◆ 中级养老护理员操作技能考试鉴定要素细目表

鉴定范围一级				鉴　定　点			
代码重要程度比例	名称	鉴定比重	选考方式	代码	名　　称	重要程度	试题量
A	生活照料	20	任选一项	001	清洁卫生	X	5
				002	睡眠照料	X	2
				003	饮食照料	X	1
B	技术护理	20	任选一项	001	给药	X	5
				002	观察	X	1
				003	消毒	X	4
				004	冷热运用	X	2
		60	必考	005	急救	X	2

第十部分

职业技能鉴定操作技能考核试题

鉴定范围

鉴定点名称：清洁卫生

试题 1：现场对特殊老人进行口腔清洁

1. 准备要求

（1）考场准备：

①试题名称：现场对特殊老人进行口腔清洁

②本题分值：20 分

③考试时间：20 分钟

④考核形式：实操 + 口述

⑤设备设施准备

序号	名称	规格	单位	数量	备注
1	人体模型		具	1	
2	床	80×180CM	张	1	
3	治疗盘		只	1	
4	口腔护理包		只	1	治疗碗内备无菌棉球 16 只，弯血管钳、镊子、压舌板、弯盘
5	漱口液		瓶	1	
6	干毛巾		条	1	

续表

序号	名　称	规　格	单 位	数 量	备 注
7	吸水管		根	1	
8	棉签		包	1	
9	石蜡油		瓶	1	
10	冰硼散		支	1	
11	手电筒		只	1	
12	张口器		把	1	备用
13	枕头		只	1	
14	床旁桌		张	1	
15	床旁椅		把	1	
16	工作服、口罩、手套		套	1	

（2）考生准备

① 试题名称：同上

② 本题分值：20 分

③ 考试时间：20 分钟

④ 考核形式：实操 + 口述

⑤ 工具及其他准备：无

2. 考核要求

（1）本题分值：20 分

（2）考核时间：20 分钟

（3）考核形式：实操 + 口述

（4）具体考核要求：要求考生按步骤为特殊老人清洁口腔（不便操作的可口述），并口述注意事项。

（5）否定项说明：无

3. 配分及评分标准

序号	考核内容	考核要点	配分	评分标准	扣分	得分
1	准备用物	治疗盘，口腔护理包（治疗碗内备无菌棉球 16 只、弯血管钳、镊子、压舌板、弯盘），漱口液，干毛巾，吸水管，棉签，石蜡油、冰硼散，手电筒，必要时备张口器。	4	每漏一项扣 0.5 分，扣完为止。		
2	操作程序	（1）养老护理员洗手、戴口罩。 （2）将备好的用物放在治疗盘内放在老人床旁桌上，认真核对，并向老人解释。 （3）打开口腔护理包，倒适量漱口	12	（1）养老护理员未洗手和戴口罩，扣 0.5 分。 （2）备好的用物未核对和放在床上或放在床旁椅上，扣 0.5 分，未向老人解释，扣 0.5 分。		

续表

序号	考核内容	考核要点	配分	评分标准	扣分	得分
2	操作程序	液浸湿棉球。站于老人右侧，协助老人侧卧或头偏向护理员，取干毛巾围在颈下及枕上，将弯盘置于老人口角处。 （4）取手电筒，用压舌板（前端用纱布）撑开面颊部，观察口腔有无出血、溃疡等，有假牙者用纱布包住取下。（实操＋口述） （5）取棉签蘸漱口液湿润嘴唇，能漱口者协助其用吸管吸水漱口后吐于弯盘内。 （6）将蘸漱口液的棉球用弯血管钳和镊子绞干。放下镊子，嘱老人轻轻咬合上下齿，用压舌板撑开颊部，以弯血管钳所夹的棉球按先对侧后近侧的顺序，纵向擦洗牙齿的外侧面（分别由臼齿向门齿方向），同法擦洗另一侧。 （7）嘱老人张开上下齿（昏迷者可借助张口器）。依次擦洗牙齿的上内侧面→上咬合面→下内侧面→下咬合面→弧形擦洗颊部。以同样方法擦洗另一侧。最后擦洗硬腭→舌面→舌下。擦洗完毕，能漱口者助其漱口后撤去弯盘。（实操＋口述） （8）口腔黏膜如有溃疡，可涂锡类散或冰硼散，口唇干裂者可涂石蜡油。（此项可口述） （9）用毛巾擦干口角处，撤去毛巾。协助老人取舒适卧位，盖好被子。 （10）整理床单位，清理用物。	12	（3）未用漱口液浸湿棉球，扣0.5分。 （4）操作时站在老人的左侧，扣1分。清洁口腔时未将老人的头偏向右侧，扣1分。 （5）老人颈下及枕上未围毛巾，口角处未置弯盘，各扣0.5分。 （6）清洁口腔时未按先对侧、后近侧的顺序擦洗，扣2分。 （7）使用张口器不是从臼齿外放入，扣1分。 （8）擦洗时触及咽部，扣2分。 （9）口腔黏膜如有溃疡未涂锡类散或冰硼散，扣1分，口唇干裂者未涂石蜡油，扣1分。 （10）未整理床单位、清理用物扣0.5分。		
3	注意事项（考生口述）	（1）养老护理员应着装整洁，戴口罩，帽子。擦洗动作要轻，特别是凝血功能差的，要防止碰伤粘膜及牙龈。 （2）擦洗时每次只能夹取一个棉球，且要夹紧，棉球不宜过湿。 （3）老人漱口时尽量用温开水。 （4）假牙清洗后不可泡在酒精或热水中，应存放在冷开水中。 （5）昏迷、意识不清的老人禁忌漱口，需用张口器时应从臼齿处放入，再慢慢撑开，不可强行撬开。 （6）对于长期使用抗生素的老人，应注意观察口腔有无霉菌感染。	4	（1）养老护理员着装不整洁，未戴口罩、帽子，扣1分。 （2）擦洗动作重，碰伤粘膜及牙龈，扣2分。 （3）擦洗时，每次夹棉球超过一只，扣0.5分。未夹紧棉球，扣0.5分。		
合计			20			

鉴定点名称：清洁卫生

试题 2：现场正确取用无菌溶液。

1. 准备要求

（1）考场准备：

① 试题名称：现场正确取用无菌溶液。

② 本题分值：20 分

③ 考试时间：20 分钟

④ 考核形式：实操

⑤ 设备设施准备

序号	名　　称	规　　格	单　位	数　量	备　　注
1	无菌溶液	500 毫米	瓶	1	
2	治疗盘		只	1	
3	弯盘		只	1	
4	无菌容器		只	1	
5	治疗桌		张	1	
6	工作服、口罩、手套		套	1	

说明：考场在实施考核时还应准备本道试题所列物品之外的用品：过期、变质溶液各一份

（2）考生准备：

① 试题名称：同上

② 本题分值：20 分

③ 考试时间：20 分钟

④ 考核形式：实操

⑤ 工具及其他准备：无

2. 考核要求

（1）本题分值：20 分

（2）考核时间：20 分钟

（3）考核形式：实操

（4）具体考核要求：考生按照正确的方法在规定的时间内完成取用无菌溶液工作。

（5）否定项：若考生用过期或变质的溶液，则应及时终止其考试，考生该试题成绩记为零分。

3. 配分及评分标准

序号	考核内容	考核要点	配分	评分标准	扣分	得分
1	准备用物	治疗盘、无菌溶液、弯盘、无菌容器	2	每漏一项扣0.5分，扣完为止。		
2	操作程序	(1) 养老护理员洗手、戴口罩，帽子，穿工作衣。 (2) 用前先要核对溶液的标签，检查有无沉淀、混浊、变色等。如有则不可使用。 (3) 橡胶塞边缘向上翻起，用食指和中指套住拉出橡胶塞（不可触及橡胶塞内侧面及瓶口）。 (4) 倒出少量溶液冲洗瓶口，从原处将溶液倒入无菌容器内。 (5) 倒后立即塞好橡胶塞，翻下橡胶塞的边缘部分。	14	(1) 养老护理员操作前未洗手扣0.5分，未戴口罩、帽子和穿工作衣各扣0.5分 (2) 取用无菌溶液前未仔细核对，扣2分。 (3) 手触及橡胶塞内侧面及瓶口，扣3分。 (4) 不是从冲洗瓶口处倒无菌溶液，扣5分。 (5) 倒无菌溶液后未立即塞好橡胶塞，扣2分。		
3	注意事项	(1) 应着装整洁，戴口罩，帽子，穿工作衣。 (2) 在取用无菌溶液时，室内停止清扫等工作。(此项口述) (3) 如无菌已过期或不慎被污染，则不可使用。(此项口述)	4	(1) 着装不整洁，未戴口罩、帽子和穿工作衣，扣1分。 (2) 取无菌溶液时，仍在清扫室内卫生，扣1分。 (3) 用污染的物品，扣2分。		
合计			20			

否定项：若考生用过期或变质的溶液，则应及时终止其考试，考生该试题成绩记为零分。

试题3：现场完成灭头虱药液的配制

1. 准备要求

(1) 考场准备：

①试题名称：现场完成灭头虱药液的配制

②本题分值：20分

③考试时间：20分钟

④考核形式：实操+口述

⑤设备设施准备：

序号	名　称	规　格	单　位	数　量	备　注
1	人体模型		具	1	需有头发
2	百部		克	100	须注明100克
3	酒精	50%	毫升	200	或65°白酒200毫升，须注明200毫升
4	食醋		毫升	100	
5	量杯		只	1	用于量酒精和食醋
6	空瓶子		只	1	带盖子
7	天平		只	1	用于称百部的分量
8	工作服、口罩、手套		套	1	

说明：实施考试时，应准备本试题所列之外的其他液体如：生理盐水、双氧水、无盖瓶子等

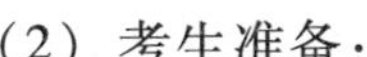

（2）考生准备：

①试题名称：同上

②本题分值：20 分

③考试时间：20 分钟

④考核形式：实操 + 口述

⑤工具及其他准备：无

2. 考核要求

（1）本题分值：20 分

（2）考核时间：20 分钟

（3）考核形式：实操 + 口述

（4）具体考核要求：考生按正确的方法在规定的时间内完成灭头虱药液的配制，并口述注意事项。

（5）否定项说明：若考生将灭虱药液放在无盖的瓶子中配制，则应及时终止其考试，考生该试题成绩记为零分。

3. 配分及评分标准

序号	考核内容	考核要点	配分	评分标准	扣分	得分
1	准备用物	百部 100 克、酒精 200 毫升、食醋 100 毫升、空瓶子一只、量杯一只、天平一只	2	少一项扣 0.5 分，扣完为止。		
2	操作程序	（1）养老护理员穿好工作衣，戴帽子和口罩。 （2）取百部 30 克、50% 酒精 100 毫升、食醋 30 毫升放在瓶中盖严。（用天平和量杯取用） （3）过 48 小时后制成可使用。（此项口述）	10	（1）养老护理员未穿工作衣，戴帽子和口罩，各扣 1 分。 （2）百部剂量不正确，扣 2 分，酒精浓度和剂量不正确各扣 1 分。 （3）食醋剂量不正确扣 3 分。		
3	注意事项（此项可口述）	（1）灭虱药液一定要放在有盖的瓶中，并要盖严。 （2）灭虱药液配好后要放在瓶中。48 小时后才可以使用。（此项口述）	5	（1）盛灭虱药液的瓶子没有盖严，扣 2 分。 （2）灭虱药液配好后要放在瓶中没有达到 48 小时后就使用，扣 3 分。		
合计			20			
否定项：若考生将灭虱药液放在无盖的瓶子中配制，则应及时终止其考试，考生该试题成绩记为零分。						

试题 4：现场完成灭头虱与头虮的操作

1. 准备要求

（1）考场准备：

①试题名称：现场完成灭头虱与头虮的操作。

②本题分值：20 分

③考试时间：30 分钟

④考核形式：实操 + 口述

⑤设备设施准备

序号	名　　称	规　　格	单　位	数　量	备　　注
1	人体模型		具	1	需有头发
2	床	80×180CM	张	1	
3	枕头		只	1	
4	被子		件	1	
5	床单		件	1	
6	床头柜		只	1	
7	床旁椅		张	1	
8	护理车		辆	1	
9	药液		瓶	1	
10	治疗碗		只	1	
11	塑料治疗巾		条	1	
12	刷子		只	1	
13	梳子		把	1	
14	塑料帽		顶	1	
15	毛巾		条	1	
16	别针		只	2	
17	干净衣裤		套	1	
18	工作服、帽子、口罩、手套		套	1	

（2）考生准备：

①试题名称：同上

②本题分值：20 分

③考试时间：30 分钟

④考核形式：实操 + 口述

⑤工具及其他准备：无

2. 考核要求

（1）本题分值：20 分

（2）考试时间：30 分钟

（3）考核形式：实操

（4）具体考核要求：考生按正确的方法在规定的时间内完成灭头虱与头虮的操作，

并口述注意事项

（5）否定项说明：无

3. 配分及评分标准

序号	考核内容	考核要点	配分	评分标准	扣分	得分
1	准备用物	护理车、药液、治疗碗、塑料治疗巾、刷子、梳子、塑料帽、毛巾、别针	4	少一项扣0.5分，扣完为止。		
2	操作程序	（1）养老护理员穿隔离衣，扎紧袖口取得配合。 （2）核发对床号、姓名，向老人解释，取得配合。 （3）颈部围毛巾，用别针固定，将头发分为数绺，用刷子蘸灭虱药液擦遍头发，反复浸洗，揉搓头发约10分钟，露耳戴帽包严所有头发24小时，此项可综合口述。 （4）24小时后用篦子梳去死虱和虮卵，并洗发检查，如发现仍有活虱，需重新用药杀死。（此项可综合口述） （5）更换患者衣裤，清理用物，按规定消毒。	10	（1）养老护理员未穿隔离衣，未扎紧袖口，各扣1分。 （2）未核对，未向老人解释，各扣1分。 （3）头发蘸灭虱药液后未揉搓头发10分钟扣1分，露耳戴帽包严所有头发未过24小时，扣2分。 （4）未口述：如发现仍有活虱，应重新用药杀死。扣2分。 （5）操作完毕，未更换老人衣裤，扣1分。		
3	注意事项（此项口述）	（1）用药时，防止药液玷污眼面部，上药后注意观察患者局部和全身反应。 （2）灭虱时不可宣扬，以保护患者的自尊心。 （3）操作中应避免头虱与头虮的传播。	6	（1）未说明用药时，防止药液玷污眼面部，上药后注意观察患者局部和全身反应，扣2分。 （2）未说明，灭虱时不可宣扬，以保护患者的自尊心。扣2分。 （3）未说明操作中应避免头虱与头虮的传播，扣2分。		
合计			20			

试题5：现场对长期卧床的老人进行压疮换药

1. 准备要求

（1）考场准备：

① 试题名称：现场对长期卧床的老人进行压疮换药。

② 本题分值：20分

③ 考试时间：30分钟

④ 考核形式：实操＋口述

⑤ 设备设施准备

序号	名　　称	规　　格	单　位	数　量	备　　注
1	人体模型		具	1	需标出压疮的位置，大小，注明伤口情况（清洁或感染），并按常规上敷料、胶布固定。
2	床	80×180CM	张	1	包括被子、床垫、床单
3	枕头		只	1	
4	床旁桌		张	1	
5	床旁椅		件	1	
6	无菌换药包		只	1	包括弯盘2只或碗2只、镊子2把
7	无菌敷料		包	1	
8	75%酒精棉球		碗	1	
9	无菌生理盐水棉球		碗	1	
10	胶布		卷	1	
11	翻身记录单		张	1	
12	红外线灯照射灯		台	1	备用
13	笔		支	1	
14	工作服、帽子、口罩		套	1	

（2）考生准备：

①试题名称：同上

②本题分值：20分

③考试时间：30分钟

④考核形式：实操+口述

⑤工具及其他准备：无

2. 考核要求

（1）本题分值：20分

（2）考试时间：30分钟

（3）考核形式：实操+口述

（4）具体考核要求：考生现场对长期卧床的老人进行压疮换药，并口述注意事项

（5）否定项说明：若考生发生下列情况之一，则应及时终止其考试，考生该试题成绩记为零分

①整个操作过程中均未遵守无菌操作原则。

②用手抓取换药碗内的无菌敷料。

3. 配分及评分标准

序号	考核内容	考核要点	配分	评分标准	扣分	得分
1	准备用物	无菌换药包、无菌敷料、75%酒精棉球、无菌生理盐水棉球、胶布、海绵垫、翻身记录单、笔、必要时备红外线照射灯及药物。	4	少一项扣0.5分，扣完为止。		
2	操作程序	（1）养老护理员穿好工作衣，戴帽子和口罩，并洗手。 （2）将备好的用物携至老人床边，认真核对，并向老人解释。 （3）协助老人取适当的卧位，暴露压疮部位。 （4）轻轻揭开胶布和敷料，用手取下外层的敷料，再用镊子按伤口的纵行取下内层的敷料，与伤口粘住的最里层敷料，用盐水湿润后再用镊子揭去，取下污纱布污染面朝上放入换药盘内，仔细观察伤口的情况。 （5）用"两把镊子"操作，既一把镊子用于接触伤口换药，另一把镊子传递敷料。用75%酒精棉球消毒伤口周围皮肤，用0.9%无菌生理盐水棉球轻轻擦拭疮面，吸取分泌物。 （6）根据需要有红外线照射疮面，按情况涂药。 （7）按伤口放置敷料，用胶布固定。 （8）换药后检查老人身体其他受压部位的皮肤情况，在受压处垫软枕、海绵垫，协助老人取舒适位及整理床单位。 （9）翻身后记录并保管置床尾。 （10）换药后敷料等物品置于污物桶内，换药碗及镊子浸泡在消毒液中。	10	（1）养老护理员未穿工作衣，戴帽子和口罩，未洗手各扣0.5分。 （2）未认真核对，并向老人解释，扣0.5分。 （3）未协助老人取适当的卧位，未暴露压疮部位，各扣0.5分。 （4）用镊子取下最外层的敷料，扣1分，用镊子按伤口的横行取下内层的敷料，扣0.5分；用手按伤口的纵行取下内层的敷料，扣0.5分。 （5）未用盐水湿润最里层的敷料，扣1分，未用两把镊子操作或两把镊子交叉使用，扣1分。 （6）未根据老人需要用红外线照射疮面，并未按情况涂药，扣1分。 （7）伤口敷料的大小不适，扣1分。 （8）换药后未检查老人身体其他受压部位的皮肤情况，扣0.5分，受压处未垫软枕、海绵垫，扣0.5分。 （9）翻身后未记录，扣0.5分。 （10）换药后的敷料等物品未置于污物桶内、换药碗及镊子未浸泡在消毒液中的，各扣0.5分。		
3	注意事项（此项口述）	（1）换药过程中应随时观察老人的保暖情况，防止受凉。 （2）换药清疮时应防止损伤正常的组织及血管。 （3）换药前后应洗手，然后再接触其他用品。 （4）先换清洁伤口，后换感染伤口；伤口的内、外要分别清洗，一个棉球只用一次。 （5）感染伤口换药时涂药的方法应从外向内消毒；传染性伤口根据特殊消毒要求处置。	6	（1）换药过程中不给老人保暖，扣1分。 （2）换药清疮时损伤正常的组织及血管，扣1分。 （3）先换感染伤口，再换清洁伤口，扣1分；伤口的内外同时清洗，扣1分；一个棉球多项式次使用，扣1分。 （4）感染伤口换药时从内向外消毒，扣1分。		
	合计		20			

否定项：若考生发生下列情况之一，则应及时终止其考试，考生该试题成绩记为零分

（1）整个操作过程中均未遵守无菌操作原则。

（2）用手抓取换药碗内的无菌敷料。

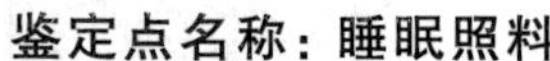

鉴定点名称：睡眠照料

试题1：对有睡眠障碍老人进行的健康教育措施

1. 准备要求

（1）考场准备：

①试题名称：对有睡眠障碍老人的健康教育措施

②本题分值：20分

③考试时间：20分钟

④考核形式：笔试

⑤设备设施准备：答题纸

（2）考生准备：

①试题名称：同上

②本题分值：20分

③考试时间：20分钟

④考核形式：笔试

⑤工具及其他准备：笔

2. 考核要求

（1）本题分值：20分

（2）考核时间：20分钟

（3）考核形式：笔试

（4）具体考核要求：要求考生按正确的方法在规定的时间内帮助有睡眠障碍的老人入睡

（5）否定项说明：无

3. 配分及评分标准

序号	考核内容	考核要点	配分	评分标准	扣分	得分
1	习惯改变引起的睡眠障碍	因习惯改变引起的睡眠障碍，对有不良睡前习惯的老人，给予疏导，婉言告诉老人睡眠对身心健康的重要性。并与老人共同分析造成睡眠不利的原因，提出相应措施，使老人逐渐改变。	6	（1）没有给有睡前不良的老人习惯疏导，让其顺其自然，扣2分。 （2）故意夸大睡眠障碍对老人身心健康的危害性，扣2分。 （3）养老护理员没有与老人共同分析造成睡眠不利的原因，扣2分。		
2	环境因素改变引起的睡眠障碍	老人因环境因素引起的睡眠障碍，可根据老人的习惯帮助创造一个安静、清洁、空气新鲜、温度适宜、光线柔和，床铺舒适的睡眠环境等式。	6	（1）没有给老人一个安静的睡眠环境，扣2分。 （2）没有给老人一个通风的睡眠环境，扣2分。 （3）没有给老人创造一个光线柔和的睡眠环境，扣2分。		

续表

序号	考核内容	考核要点	配分	评分标准	扣分	得分
3	心理因素引起的睡眠障碍	老人因心理因素诱发的睡眠障碍，要解除紧张、焦虑、兴奋、激动、抑郁、思虑等情绪和精神刺激，使心理平衡。	4	没有写出者，扣4分。		
4	其他因素引起的睡眠障碍	可帮助老人养成良好的饮食习惯，帮助或教会老人做睡前温水沐浴，肌肉松弛等，有睡眠伴随症的睡眠障碍老人必须治疗睡眠伴随症。必要时可按医嘱服用安眠药物。还可配合医护人员为睡眠障碍老人做些能促进睡眠的治疗。适当补充热量和营养也可促进睡眠。	4	没有写出者，扣4分。		
合计			20			

试题2：促进老人睡眠的健康教育措施

1. 准备要求

（1）考场准备：

①试题名称：促进老人睡眠的健康教育措施

②本题分值：20分

③考试时间：20分钟

④考核形式：笔试

⑤设备设施准备：答题纸

（2）考生准备：

①试题名称：同上

②本题分值：20分

③考试时间：20分钟

④考核形式：笔试

⑤工具及其他准备：笔

2. 考核要求

（1）本题分值：20分

（2）考试时间：20分钟

（3）考核形式：笔试

（4）具体考核要求：考生促进老人睡眠的健康教育措施内容的正确叙述

（5）否定项说明：无

3. 配分及评分标准

序号	考核内容	考核要点	配分	评分标准	扣分	得分
1	帮助养成良好的饮食习惯	晚餐不宜吃得太饱或太少，睡前不吃零食，不喝浓茶、咖啡等能使兴奋的饮料等。	10	（1）未叙述晚餐不宜吃得太饱或太少的内容，扣2分。 （2）未叙述睡前不吃零食，扣2分。 （3）未叙述睡前不宜喝浓茶、咖啡等能使兴奋的饮料等内容，扣6分。		
2	帮助老人养成良好的生活习惯	（1）午睡时间不宜太长，控制在30分钟至1小时之间，每天保持有一定时间做力所能及的运动或活动等。 （2）饭后、睡前散步，睡前做个人卫生，热水泡脚等良好的习惯。 （3）睡眠时穿宽松、柔软的内衣。	10	（1）未叙述午睡时间要求，扣2分，未建议老人每天要做一些力及所能的运动或活动，扣2分。 （2）未叙述饭前散步，饭后散步内容的，扣2分，未叙述睡前做个人卫生，热水泡脚等内容的，扣2分。 （3）未叙述睡眠时不宜穿紧身内衣内容的，扣2分。		
合计			20			

鉴定点名称：饮食照料

试题1：现场对特殊老人进行高蛋白喂食

1. 准备要求

（1）考场准备：

①试题名称：现场对特殊老人进行高蛋白喂食

②本题分值：20分

③考试时间：30分钟

④考核形式：实操＋口述

⑤设备设施准备

序号	名　称	规　格	单　位	数　量	备　注
1	人体模型		具	1	
2	床	80×180CM	张	1	
3	枕头		只	1	
4	被子		件	1	
5	床单		件	1	
6	床头柜		只	1	
7	饮食单		本	1	
8	餐具		套	1	

续表

序号	名　称	规　格	单　位	数　量	备　注
9	揩布		块	1	
10	高蛋白饮食		份	1	
11	餐巾		块	1	
12	洗手及口腔用物		水	若干	视情况而定
13	跨床小桌		张	1	
14	笔		支	1	
15	工作服、帽子、口罩		套	1	

（2）考生准备：

①试题名称：同上

②本题分值：20 分

③考试时间：30 分钟

④考核形式：实操 + 口述

⑤工具及其他准备：无

2. 考核要求

（1）本题分值：20 分

（2）考核时间：30 分钟

（3）考核形式：实操 + 口述

（4）具体考核要求：考生按照正确的方法在规定的时间内完成特殊老人的高蛋白喂食，并口述注意事项

（5）否定项说明：无

3. 配分及评分标准

序号	考核内容	考核要点	配分	评分标准	扣分	得分
1	准备用物	饮食单、餐具、高蛋白饮食、揩布、餐巾、洗手及口腔用物、跨床小桌、笔	4	少一项扣 0.5 分，扣完为止。		
2	操作程序（实操 + 口述）	（1）核对特殊饮食种类、量。护理员洗手、戴口罩。 （2）核对姓名、床号，向老人解释，清理床单位和床旁桌，询问并协助老人排便，协助老人洗手、漱口清洁口腔。 （3）视老人身体状况取合适位置、姿势（坐位，身体靠近床缘或坐在床旁椅子上；卧位，头侧向一边并稍抬高），搁置跨床小桌，将餐具、食物按老人习惯与爱好放在床旁桌或跨床小桌上。	10	（1）养老护理员未洗手、戴口罩，扣 0.5 分。 （2）未向老人解释，未协助老人饭前洗手、漱口清洁口腔，各扣 0.5 分，未核对床号、姓名扣 1 分。 （3）老人所取的姿势不正确，扣 0.5。 （4）给老人喂食时，喂完固体后再喂液体或喂完液体后再喂固体，扣2分，没有鼓励老人自		

续表

序号	考核内容	考核要点	配分	评分标准	扣分	得分
2	操作程序（实操＋口述）	（4）助老人喂食：征得老人同意，将餐巾围于下颌，开始喂食，鼓励老人尽量自己用手拿取面包、小块食物，给老人变换固体、液体食物，让老人有足够的时间咀嚼、吞咽，无法用杯子喝汤时，可用汤匙、吸管，喂食完毕，撤去用物。 （5）助老人漱口清洁口腔、擦净口角周围残食，取下餐巾，协助老人洗手或洗脸。 （6）助老人取舒适体位，整理床单位、床旁桌、椅。 （7）询问、观察老人，确认无不适离开。（可口述） （8）清理用物，归置原处，记录进食种类、量。	10	己用手取面包等小块食物，扣1分。 （5）喂完后未协助老人漱口清洁口腔和协助老人洗手或脸，各扣0.5分。 （6）喂食完毕，未协助老人取舒适体位，扣0.5分。 （7）喂食完毕未询问观察老人就离开，扣1分。 （8）用物未放回原处，扣0.5分，未记录进食种类、量，扣1分。		
3	注意事项（此项口述）	（1）进餐前要核对老人饮食单，保证饮食正确无误。 （2）改善进餐环境，保持病室整洁，空气流通，餐具清洁，便器等不在视线范围内。 （3）应关心老人，消除不良的情绪，使老人愉快进餐。 （4）做好开饭前的准备工作，尽量使老人舒适，衣着、床单位整洁，督促、协助老人漱口或做口腔护理，增进食欲，督促老人洗手或揩手。 （5）协助老人取舒适的进食姿势，对不能下床者，安排坐位或半卧位，准备跨床小桌，卧床老人侧卧，头侧向一边，抬高头胸部下30°～50°，并给以适当的支持。	6	（1）老人进餐前养老护理员未核对饮食单，扣1分。 （2）老人进餐环境不整洁、空气不清新，餐具不洁净等，扣1分。 （3）喂食操作中未关心老人，扣1分，不让老人与他人一起用餐扣1分。 （4）开饭前的准备工作未做好，扣1分。 （5）卧床老人进食时，头未偏向一侧，并未抬高头胸部，扣1分。		
合计			20			

鉴定点名称：给药

试题1：现场对便秘的老人进行直肠栓剂给药

1．准备要求

（1）考场准备：

①试题名称：现场对便秘的老人进行直肠栓剂给药

②本题分值：20 分

③考试时间：20 分钟

④考核形式：实操 + 口述

⑤设备设施准备

序号	名　　称	规　　格	单　位	数　量	备　　注
1	人体模型		具	1	
2	床	80 × 180CM	张	1	
3	枕头		个	1	
4	被子		套	1	
5	直肠栓剂		枚	1	
6	手套		双	1	大、中、小
7	手纸		张	数张	
8	污物杯		个	1	
9	屏风		扇	1	
10	工作服、口罩、帽子、手套		套	1	

（2）考生准备：

① 试题名称：同上

② 本题分值：20 分

③ 考试时间：20 分钟

④ 考核形式：实操 + 口述

⑤ 工具及其他准备：无

2. 考核要求

（1）本题分值：20 分

（2）考试时间：20 分钟

（3）考核形式：实操 + 口述

（4）具体考核要求：考生按照正确的方法在规定时间内完成对便秘的老人进行直肠栓剂给药，并口述注意事项

（5）否定项说明：无

3. 配分及评分标准

序号	考核内容	考核要点	配分	评分标准	扣分	得分
1	准备用物	直肠栓剂一枚、手套一双、手纸数张、污物杯一个	2	物品少备一件扣1分。		
2	操作程序	（1）养老护理员洗手、戴口罩。 （2）携用物至老人床旁，核对姓名、床号。 （3）向老人解释，取得配合。 （4）协助老人去左侧卧位，膝部弯曲，协助将裤子脱至臀部以下，暴露肛门。 （5）戴手套，持直肠栓剂，嘱老人张口深呼吸、勿屏气、全身放松。（实操＋口述） （6）将栓剂插入肛门，并用食指将栓剂沿肠壁朝脐部方向送入3—4cm。（此项可口述） （7）栓剂插入后，嘱老人保持侧卧位15分钟，防止药液融化后渗出或栓剂滑脱出肛门外。（实操＋口述） （8）插入完毕，协助老人取舒适卧位。 （9）整理床单位，询问观察老人，无不适后方可离开。（实操＋口述） （10）清理用物，处理污物。	12	（1）未洗手扣0.5分，未戴口罩扣0.5分。 （2）未核对姓名、床号、解释扣1分。 （3）老人的体位不正确扣2分，肛门未完全暴露扣1分。 （4）未戴手套扣2分，指导老人配合不正确扣2分。 （5）栓剂送入过深或过浅扣2分。 （6）未嘱老人保持侧卧位15分钟扣2分。 （7）未询问老人有无不适扣2分，动作粗鲁扣0.5分。 （8）未整理床单位扣1分，污物未清理或清理不当扣1分。		
3	注意事项（此项口述）	（1）老人因便秘易影响情绪和休息，养老护理员应向老人耐心做好解释工作。 （2）直肠给药指甲过长应修剪，给药时动作应轻柔避免损伤老人的直肠黏膜。 （3）用药后应注意询问观察老人有无不适，及时向医生护士反映。	6	（1）态度不好、不耐心扣2分。 （2）指甲过长、动作粗暴扣2分。 （3）用药后未仔细观察扣2分。		
合计			20			

试题2：现场对老人进行真菌感染涂药

1. 准备要求

（1）考场准备：

①试题名称：现场对患真菌感染的老人涂药

②本题分值：20分

③考试时间：20分钟

④考核形式：实操＋口述

⑤设备设施准备

序号	名　　称	规　　格	单　位	数　量	备　　注
1	人体模型		具	1	标注感染部位、范围大小、并注明为真菌感染。
2	床	80×180CM	张	1	
3	枕头		个	1	
4	被子		套	1	
5	给药单		张	1	
6	药物（23%克霉唑霜、1%益康唑霜、10%冰醋酸溶液）		支或瓶	各1	
7	棉签		根	数根	
8	污物杯		个	1	
9	工作服、帽子、手套、口罩		套	1	

说明：实施考试时，考场须另备与本考试所列之外的外用药。如：红霉素软膏、百多帮、雷佛诺尔等

（2）考生准备：

① 试题名称：同上

② 本题分值：20分

③ 考试时间：20分钟

④ 考核形式：实操＋口述

⑤ 工具及其他准备：无

2. 考核要求

（1）本题分值：20分

（2）考试时间：20分钟

（3）考核形式：实操＋口述

（4）具体考核要求：考生按照正确的方法在规定时间内完成对老人真菌感染的涂药工作，并口述注意事项

（5）否定项说明：若考生用错药物，则应及时终止其考试，考生该试题成绩记为零分

3. 配分及评分标准

序号	考核内容	考核要点	配分	评分标准	扣分	得分
1	准备用物	给药单、药物（23%克霉唑霜、1%益康唑霜、10%冰醋酸溶液）、棉签、污物杯	4	物品少备一件扣1分，扣完为止。		

续表

序号	考核内容	考核要点	配分	评分标准	扣分	得分
2	操作程序	(1) 养老护理员洗手、戴口罩。 (2) 携用物至老人床旁，核对姓名、床号，向老人解释，取得配合。(实操+口述) (3) 协助老人取坐位或卧位。 (4) 核对给药单，选择药物。 (5) 协助老人清洁患部。 (6) 用棉签蘸药膏均匀涂患部。 (7) 嘱老人尽量避免碰触患处。(口述) (8) 涂药完毕，协助老人取舒适卧位，整理床单位。 (9) 清理用物，归置原处。 (10) 洗手，在用药单上填写操作员姓名及时间。	10	(1) 洗手、戴口罩、核对姓名、床号、解释，缺少一项扣1分。 (2) 体位摆错扣2分。 (3) 未核对给药单和药物有效期扣2分。 (4) 未清洁和叮嘱老人扣1分。 (5) 动作粗鲁扣1分。 (6) 未整理床单位扣2分。 (7) 未协助老人舒适卧位扣2分。 (8) 污物未清理或清理不当扣1分。 (9) 未洗手和填写用药单各扣2分。		
3	注意事项(此项口述)	(1) 老人患手足癣，常有不同程度瘙痒，不但影响老人情绪和休息，又因搔抓而加重病损，养老护理员应向老人耐心做好解释工作。 (2) 皮损部位常有分泌物、脱屑，加上外涂药物，易污染衣裤，应及时更换衣裤，床单等。 (3) 告知老人做好个人卫生，不使用公共毛巾、浴盆等。 (4) 涂药后应注意观察局部反应、用药后效果，及时向医生护士反应。	6	(1) 护理员态度不够和蔼，扣1分。 (2) 没有及时更换衣裤，床单扣2分。 (3) 在操作中使用公共毛巾、浴盆，扣2分。 (4) 用药后没有观察老人的局部反应，扣1分。		
合计			20			
否定项：若考生用错药物，则应及时终止其考试，考生该试题成绩记为零分。						

试题3：现场为老人滴眼药水

1. 准备要求

(1) 考场准备：

①试题名称：现场给老人滴眼药水

②本题分值：20分

③考试时间：20分钟

④考核形式：实操+口述

⑤设备设施准备

序号	名　称	规　格	单 位	数 量	备　注
1	人体模型		具	1	
2	床	80×180CM	张	1	
3	枕头		个	1	
4	被子		件	1	
5	给药单		张	1	
6	治疗盘		只	1	
7	眼药水		瓶	1	
8	消毒棉球		个	数个	
9	棉签		包	1	
10	污物杯		只	1	
11	工作服、帽子、口罩		套	1	

说明：考场在实施考试时，需另备一过期眼药水

（2）考生准备：

① 试题名称：同上

② 本题分值：20 分

③ 考试时间：20 分钟

④ 考核形式：实操＋口述

⑤ 工具及其他准备：无

2. 考核要求

（1）本题分值：20 分

（2）考试时间：20 分钟

（3）考核形式：实操＋口述

（4）具体考核要求：考生按照正确的方法在规定时间内完成给老人滴眼药水的操作，并口述注意事项

（5）否定项说明：若考生用过期或变质的眼药水，则应及时终止其考试，考生该试题成绩记为零分

3. 配分及评分标准

序号	考核内容	考核要点	配分	评分标准	扣分	得分
1	准备用物	给药单、治疗盘内放眼药水、消毒棉球、棉签、污物杯	4	物品少备一件扣 1 分，扣完为止。		
2	操作程序	（1）养老护理员洗手、戴口罩。 （2）携用物至老人床旁，核对姓名、床号，向老人解释，取得配合。（实操＋口述）	10	（1）未洗手、戴口罩各扣 0.5 分。 （2）未核对姓名、床号各扣 0.5 分。		

续表

序号	考核内容	考核要点	配分	评分标准	扣分	得分
2	操作程序	（3）核对给药单并查看药水的有效期。 （4）协助老人取仰卧位或坐位，先用棉签拭净眼部分泌物，嘱老人头略后仰，眼往上看。用左手拇指和食指将上、下眼睑轻轻分开并固定。右手持眼药水瓶，距眼约3cm将眼药水滴入下结膜内1—2滴，轻提上眼睑，使结膜囊内充盈药液。（此项操作可口述） （5）让老人轻闭上眼，用消毒棉球轻轻在眼睑上按摩，用消毒棉球为老人拭去眼部外溢药液，放入污物杯内。 （6）滴药完毕，整理用物，协助老人取舒适卧位。询问观察老人无不适后离开。（实操＋口述） （7）清理用物，处理污物。	10	（3）未查看有效期扣1分。 （4）老人所取体位不正确扣1分，未用棉签拭眼部扣0.5分，滴眼药水距离不对扣0.5分。 （5）操作过程中，动作不轻柔，未关心老人有无不适，扣2分。 （6）操作完毕，未给老人取舒适体位，扣1分。 （7）操作完毕未整理床单、污物未清理或清理不当各扣1分。		
3	注意事项（此项口述）	（1）在操作中要随时关心老人。 （2）滴眼前应检查眼药水有无过期、变色、浑浊、沉淀。 （3）对红眼病老人应进行床边隔离，眼药水要专人专用。	6	（1）养老护理员在操作过程中未随时关心老人，与他人闲谈，各扣1分，扣完为止，此项可口述。 （2）未检查眼药水扣3分。 （3）使用过期药水扣3分。扣完为止。		
合计			20			
否定项：若考生用过期或变质的眼药水，则应及时终止其考试，考生该试题成绩记为零分。						

试题4：现场为老人滴耳药

1. 准备要求

（1）考场准备：

①试题名称：现场给老人滴耳药

②本题分值：20分

③考试时间：20分钟

④考核形式：实操＋口述

⑤设备设施准备

序号	名　　称	规　　格	单　位	数　量	备　　注
1	人体模型		具	1	
2	床	80×180CM	张	1	
3	枕头		个	1	
4	被子		套	1	
5	给药单		张	1	
6	治疗盘		只	1	
7	滴耳药液		瓶	1	
8	消毒棉球		个	数个	
9	棉签		根	数根	
10	污物杯		只	1	
11	3%双氧水		瓶	1	
12	工作服、帽子、口罩		套	1	

说明：实施时，考场可另备一些与本考试无关的变质、过期药水

（2）考生准备：

①试题名称：同上

②本题分值：20分

③考试时间：20分钟

④考核形式：实操＋口述

⑤工具及其他准备：无

2. 考核要求

（1）本题分值：20分

（2）考试时间：20分钟

（3）考核形式：实操＋口述

（4）具体考核要求：考生按照正确的方法在规定时间内完成给老人滴耳药的操作，并口述注意事项

（5）否定项说明：若考生用过期或变质的药水，则应及时终止其考试，考生该试题成绩记为零分

3. 配分与评分标准

序号	考核内容	考核要点	配分	评分标准	扣分	得分
1	准备用物	给药单、治疗盘内放滴耳药液、消毒棉球、棉签、污物杯、3%双氧水	3	物品少备一件扣0.5分，扣完为止。		
2	操作程序	（1）养老护理员洗手、戴口罩。 （2）携用物至老人床旁，核对姓名、床号、药品，向老人解释，取得配合。 （3）协助老人取坐位或半卧位，将头偏向一侧，使患侧耳在上，健侧耳在下。 （4）用棉签蘸取3%双氧水，将耳道内分泌物反复清洗至干净，用干棉签拭干。（此项视情况可结合口述） （5）用左手将耳廓向后上方轻轻牵拉，使耳道变直，用右手持药液瓶，使掌跟轻置于耳旁。 （6）将药液沿耳道后壁滴入耳道内2～3滴，轻轻压住耳屏，使得药液充分进入中耳，再用消毒棉球塞入外耳道口，以避免药液流出。（此项视模型情况可结合口述） （7）询问观察老人有无不适。 （8）嘱老人保持原体位1—2分钟后，协助取舒适位，整理床单位。 （9）清理用物，处理污物。	14	（1）未洗手、戴口罩各扣0.5分。 （2）未核对姓名、床号、解释各扣0.5分。 （3）未协助老人取合适体位扣1分，老人滴耳药时，患侧在下滴药水扣2分。 （4）未用棉签蘸取3%双氧水清洗耳道扣1分；未用干棉签拭干扣0.5分。 （5）未将耳廓向后上方牵拉扣1分；耳道未变直扣0.5分。 （6）药水滴入过多或过少扣1分；滴药后未压住耳屏扣1分；未使用棉球使药液外流扣1分。 （7）未询问老人有无不适扣0.5分。 （8）未嘱老人保持原体位扣1分；未整理床单位扣0.5分；未协助老人取舒适卧位扣0.5分。 （9）污物未清理或清理不当扣0.5分。		
3	注意事项（此项可口述）	1. 为老人滴耳药前应洗净双手，防止交叉感染。 2. 滴耳前应检查药水有无过期、变色、浑浊、沉淀。 3. 仔细核对瓶签、姓名等，防止差错。	3	（1）养老护理员在操作前未洗净双手，扣1分。 （2）用药前未查药水的有效期扣1分。 （3）未仔细核对扣1分。		
合计			20			

否定项：若考生用过期或变质的药水，则应及时终止其考试，考生该试题成绩记为零分。

试题5：现场对老人进行超声雾化给药

1. 准备要求

（1）考场准备：

① 试题名称：现场对老人进行超声雾化给药

②本题分值：20分

③考试时间：20 分钟
④考核形式：实操
⑤设备设施准备

序号	名　称	规　格	单　位	数　量	备　注
1	人体模型		具	1	
2	床	80×180CM	张	1	
3	枕头		个	1	
4	被子		床	1	
5	超声雾化机		台	1	
6	药液		双	1	
7	量杯		张	数张	
8	冷蒸馏水		ml	250	
9	水温计		支	1	
10	毛巾		条	1	
11	工作服、帽子、口罩		套	1	

(2) 考生准备：
①试题名称：同上
②本题分值：20 分
③考试时间：20 分钟
④考核形式：实操
⑤工具及其他准备：无
2. 考核要求
(1) 本题分值：20 分
(2) 考试时间：20 分钟
(3) 考核形式：实操
(4) 具体考核要求：考生按照正确的方法在规定时间内完成一项超声雾化的操作
(5) 否定项说明：无
3. 配分及评分标准

序号	考核内容	考核要点	配分	评分标准	扣分	得分
1	准备用物	超声雾化机、药液、量杯、冷蒸馏水、水温计、毛巾	2	物品少备一件扣0.5分，扣完为止。		
2	操作程序	(1) 检查超声雾化机各部件连接是否良好，关闭所有开关。 (2) 检查蒸馏水及药液有效期及是否有浑浊物。 (3) 水槽内加冷蒸馏水250ml，药罐内加入所需药液，稀释至30~50 ml，将罐盖旋紧。 (4) 携用物至老人床边，核对床号姓名，向老人解释治疗的目的，取得配合。 (5) 协助老人取坐位或半坐卧位，毛巾围于颌下。 (6) 接通电源，先开电源开关，红色指示灯亮，预热3分钟，再开雾化开关，白色指示灯亮，此时药液成雾状喷出。 (7) 调节雾量：大档3ml/分钟、中档2ml/分钟、小档1ml/分钟，一般用中档。 (8) 将面罩覆盖于老人口鼻部，或将口含嘴放入老人口中，嘱老人深吸气，呼气时拿开面罩，如此反复，至药液全部喷完。 (9) 吸入完毕，先关雾化开关，再关电源开关。 (10) 协助老人漱口，用毛巾擦干老人面部。 (11) 协助老人取舒适卧位，整理床单位。 (12) 清理用物，倒掉水槽内水，擦干水槽备用。 (13) 做好记录。	12	(1) 未检查机器、药液、各扣0.5分，未关闭开关各扣0.5分。 (2) 蒸馏水水量、药液浓度不正确各扣1分。 (3) 未核对床号姓名，未解释各扣0.5分。 (4) 未协助老人取正确体位，未围毛巾各扣0.5分。 (5) 未预热3分钟扣1分，先开雾化开关再开电源开关，扣1分。 (6) 未调节雾量扣0.5分。 (7) 药液未喷完扣0.5分，面罩未覆盖老人口鼻部扣0.5分，或口含嘴未放入老人口中，扣0.5分。 (8) 吸入完毕，先关电源开关，再关雾化开关扣1分。 (9) 未协助漱口扣0.5分，未用毛巾擦干老人面部扣0.5分。 (10) 未查看槽内水温的扣2分。 (11) 未理床单位扣0.5分，未协助老人取舒适卧位扣0.5分。 (12) 未倒掉水槽内的水，扣0.5分，未查看槽内水温的扣2分，扣完为止。 (13) 做记录扣0.5分。		
3	注意事项	(1) 水槽内必须有足够冷水，雾化罐内需有液体，方可开机。 (2) 水槽及药罐内切记加温水或热水，槽内水温超过50℃应关机，调换冷水。 (3) 换能器及透声膜质脆易损，操作应轻柔。 (4) 每次使用完毕，应将雾化罐、面罩和口含嘴浸泡于消毒液中1小时，冲净、擦干后备用。(实操+口述)	6	(1) 水槽内放冷水过少，扣2分。 (2) 操作动作不协调，扣2分。 (3) 使用完毕，雾化罐、面罩和口含嘴未浸泡于消毒液中，扣2分。		
合计			20			

鉴定点：观察

试题1：现场观察老人的生命体征

1. 准备要求

（1）考场准备：

①试题名称：现场观察老人的生命体征

②本题分值：20分

③考试时间：30分钟

④考核形式：实操＋口答

⑤设备设施准备：

序号	名　称	规　格	单　位	数　量	备　注
1	老人扮演者		名	1	
2	床	80×180CM	张	1	
3	枕头		个	1	
4	被子		套	1	
5	血压计		台	1	
6	听诊器		付	1	
7	弯盘		个	1	
8	体温表		支	1	
9	纱布		块	2	
10	手表		块	1	
11	笔		支	1	
12	记录本		本	1	
13	污物杯		只	1	
14	工作服		套	1	

（2）考生准备：

①试题名称：同上

②本题分值：20分

③考试时间：30分钟

④考核形式：实操＋口答

2. 工具及其他准备：无

（1）本题分值：20分

（2）考试时间：30分钟

（3）考核形式：实操＋口答

（4）具体考核要求：考生按照正确的方法在规定时间内完成老人生命体征的观察操作，并口述注意事项

（5）否定项说明：无

3. 配分及评分标准

序号	考核内容	考核要点	配分	评分标准	扣分	得分
1	准备用物	血压计、听诊器、弯盘内放体温表、纱布两块、手表（有秒针）、记录本、笔、污物杯	2	物品少备一件扣0.5分，扣完为止。		
2	操作程序	（1）检查血压水银是否足够，袖套有无漏气，体温表有无破损及甩至35℃以下。 （2）携用物至老人床旁，向老人解释，取得配合。 （3）解开衣服用纱布抹干腋下，将体温表水银端放于腋窝深处紧贴皮肤，屈臂过胸夹紧体温计，在放入体温表后用食指、中指、无名指的指端按在桡动脉表面测1分钟，记录脉搏、呼吸次数。 （4）协助老人取平卧或坐位，缠袖带下缘距肘窝上2～3cm处，松紧以能放入一指为宜，放妥血压计，使手臂、心脏、水银柱零点在同一水平上，接好橡皮管，戴好听诊器，放听诊器胸件于肱动脉搏动处，充气至肱动脉搏动消失，再略升2.7～4Kpa微放气阀，听到第一声搏动时为收缩压，搏动减弱或消失为舒张压。 （5）测量完毕取下听诊器，分离袖带皮管，将血压计倾斜45°，关闭水银槽开关取下袖带，折叠后放入盒内，关好金属螺旋，整理老人衣袖。 （6）取出体温计，整理老人衣服，查看温度，记录体温、血压。 （7）整理床单位，协助老人取舒适卧位。 （8）清理用物，处理污物。	15	（1）未检查血压计及温度计，各扣0.5分，体温计未甩至35℃以下扣0.5分。 （2）未解释说明扣0.5分。 （3）体温表放置不正确，扣1分，测脉方法不正确扣1分，脉搏呼吸计数未达到1分钟，各扣1分。 （4）测量老人血压时的体位不正确，扣1分；袖带过高、过紧、过松、过低、不平整一项扣0.5分，充气、放气速度过快扣0.5分，水银柱上升过高或过低扣0.5分，袖带皮管未分离扣0.5分，关闭水银槽未倾斜血压计扣0.5分。血压计水银柱零点、手臂、心脏不在同一水平线上，扣1分，扣完为止。 （5）血压误差大于1.33Kpa扣1分。 （6）测量完毕未给老人整理衣袖，扣0.5分。体温计度数读取不准确扣1分。 （7）未整理床单位扣0.5分，未给老人取舒适位，扣0.5分。 （8）污物未清理或清理不当，扣0.5分。		
3	注意事项（此项考生口述）	（1）进食、沐浴或面部行冷、热敷、运动、情绪激动者，应间隔30分钟后放可测量。 （2）不可用拇指诊脉。 （3）应做到四定：定时间、定部位、定体位、定血压计。	3	（1）进食、沐浴或面部行冷敷、运动、情绪激动者未间隔30分钟直接测量，扣1分。 （2）用大拇指测量脉搏，扣1分。 （3）测量血压没有做到四定，扣1分。		
合计			20			

鉴定点名称：消毒

试题1：口罩、隔离帽、避污纸的正确使用法

1. 准备要求

（1）考场准备：

①试题名称：口罩、隔离帽、避污纸的正确使用法

②本题分值：20 分

③考试时间：20 分钟

④考核形式：实操

⑤设备设施准备：

序号	名　　称	规　　格	单　位	数　量	备　　注
1	口罩		个	1	
2	隔离帽		顶	1	
3	避污纸		张	若干	
4	清水	自来水	毫升	若干	
5	肥皂		块	1	
6	毛巾		条	1	
7	清洁小塑料袋		个	2	
8	污物桶		个	1	内置塑料袋
9	工作服、口罩、帽子		套	1	

（2）考生准备：

①试题名称：同上

②本题分值：20 分

③考试时间：20 分钟

④考核形式：实操

⑤工具及其他准备：无

2. 考核要求

（1）本题分值：20 分

（2）考试时间：20 分钟

（3）考试形式：实操

（4）具体考核要求：考生在规定时间内完成口罩、隔离帽、避污纸的正确使用方法

（5）否定项说明：若考生发生下列情况之一，则应及时终止其考试，考生该试题成绩记为零分

①戴口罩时，口鼻全露在外面。

②掀页抓取避污纸。

3. 配分及评分标准

序号	考核内容	考核要点	配分	评分标准	扣分	得分
1	准备用物	口罩、隔离帽、避污纸、清水、肥皂、毛巾、清洁小塑料袋、污物桶。	2	物品少备一件扣0.5分，扣完为止。		
2	操作程序	A：口罩的使用： （1）用肥皂将双手在流动清水中洗干净、然后用毛巾擦干。 （2）将口罩罩住口鼻部位并系带。 （3）工作完毕后先用肥皂洗手。 （4）取下口罩，双手并握住口罩两侧带子，将污染面折向内面。 （5）放入小塑料带内或放入工作衣口袋内。 （6）清理用物，物归原处。 B：隔离帽的使用： （1）双手在流动清水中洗干净，用毛巾擦干。 （2）戴帽时须将所有的头发戴入帽内，然后扎紧后面的绳子。 （3）操作完毕后先用肥皂洗手。 （4）摘下帽子，将污染面折向内面。 （5）放入小塑料袋内或放入工作衣口袋内。 （6）清理用物，物归原处。 C：避污纸的使用： （1）取避污纸时必须从页面抓取，不可掀页撕取，避免污染避污纸。 （2）避污纸用后弃在污物桶内，定时焚烧。 （3）清理用物，物归原处。	12	A：口罩的使用： （1）未洗手就直接戴口罩者，扣0.5分。 （2）口罩没有罩住口鼻部，扣1分。 （3）取下口罩前未洗手者，扣0.5分。 （4）取下的口罩污染面折向外扣2分。 （5）取下的口罩直接放在老人的床旁桌上，没有放在自己的工作衣口袋内，扣0.5分。 （6）用物没有归还原处，扣0.5分。 B：隔离帽的使用： （1）操作前未在流动的清水中洗手，扣1分。 （2）帽子未遮住所有的头发，扣1分。 （3）戴好帽子后未洗手者，扣1分。 （4）摘下的帽子污染面朝外面，扣2分。 （5）取下的隔离帽，直接放在老人的床旁桌上，扣0.5分。 （6）用物未归还，扣0.5分。 C：避污纸的使用： （1）用后的避污纸时，未放在污物桶内，直接放在老人的床旁桌上，扣0.5分。 （2）用物未放回原处，扣0.5分。	2	
3	注意事项	（1）操作前后均在流动的清水中洗手。 （2）用后的污纸应定时焚烧。（有此动作即可）	6	（1）操作前后在盆中洗手，扣3分。 （2）用后的污纸未定时焚烧，扣3分。		
合计			20			

否定项：若考生发生下列情况之一，则应及时终止其考试，考生该试题成绩记为零分。

（1）戴口罩时，口鼻全露在外面。

（2）掀页抓取避污纸。

试题 2：洗手的正确方法

1. 准备要求

（1）考场准备：

①试题名称：洗手的正确方法

②本题分值：20 分

③考试时间：20 分钟

④考核形式：实操

⑤设备设施准备：

序号	名　称	规　格	单　位	数　量	备　注
1	消毒液或洗手液		瓶	1	
2	流动的清水		毫升	若干	
3	毛巾或烘干机		个	1	
4	工作服		套	1	

说明：注意事项可由主考指出模拟情况，由考生回答

（2）考生准备：

①试题名称：同上

②本题分值：20 分

③考试时间：20 分钟

④考核形式：实操

⑤工具及其他准备：无

2. 考核要求

（1）本题分值：20 分

（2）考试时间：20 分钟

（3）考核形式：实操 + 口答

（4）具体考核要求：考生按照正确的步骤在规定时间内完成洗手的操作

（5）否定项说明：洗净的双手用自己身上工作衣擦干，考生该试题成绩记为零分

3. 配分及评分标准

序号	考核内容	考核要点	配分	评分标准	扣分	得分
1	准备用物	清水、洗手液或消毒液、毛巾	2	少准备一件扣 1 分，扣完为止。		
2	操作程序	（1）取适量洗手液均匀涂抹搓擦双手及前臂至肘上 10 厘米。 （2）掌心相对，手指并拢相互搓擦。 （3）手心对手背沿指缝相互搓擦，交互进行。	14	（1）未用洗手液或消毒凝胶直接洗手，扣 1 分，洗手没有达到前臂至肘上 10 厘米，扣 2 分。 （2）少掌心相对，手指并拢相互搓擦步骤，扣 2 分。		

续表

序号	考核内容	考核要点	配分	评分标准	扣分	得分
2	操作程序	(4) 掌心相对，双手交叉沿指缝相互搓擦。 (5) 一手握另一手大拇指旋转搓擦，交换进行。 (6) 弯曲各手指关节在另一手掌心旋转搓擦，交换进行。 (7) 将五个手指尖并拢在另一手掌心旋转搓擦，交换进行。 (8) 将拇指和小指外侧及手腕处清洁干净，用净流动水冲净双手泡沫，用小毛巾或烘干机将手擦干。 (9) 清理用物，物归原处。	14	(3) 少手心对手背沿指缝相互搓擦步骤，扣 2 分。 (4) 少掌心相对，双手交叉沿指缝相互搓擦步骤，扣 1 分。 (5) 搓擦大拇指方法不正确，扣 1 分。 (6) 搓擦各手指关节方法不正确，扣 1 分。 (7) 没有将五个手指尖并拢搓擦步骤，扣 2 分。 (8) 未用烘干机或小毛巾将手擦干，扣 1 分。 (9) 用物未归还原处，扣 1 分。		
3	注意事项	(1) 洗手应仔细，手指的各部位涂擦的洗手液应洗干净。 (2) 不能用身上穿的工作衣擦干手。	4	(1) 洗手操作马虎，扣 2 分。 (2) 洗干净的双手没有用烘干机或小毛巾擦干，扣 2 分。		
合计			20			
否定项：洗净的双手用自己身上工作衣擦干，考生该试题成绩记为零分。						

试题 3：疑有传染病床单位的终末处理

1. 准备要求

(1) 考场准备：

①试题名称：疑有传染病床单位的终末处理

②本题分值：20 分

③考试时间：20 分钟

④考核形式：实操 + 口述

⑤设备设施准备：

序号	名　称	规　格	单　位	数　量	备　注
1	紫外线灯		盏	1	
2	消毒液		瓶	1	
3	擦布		块	1	
4	水桶		只	1	
5	污物袋		个	1	

续表

序号	名　称	规　格	单 位	数 量	备　注
6	记录本		本	1	
7	笔		张	1	
8	表		个	1	
9	床及床上用物		套	1	
10	隔离衣、口罩、帽子、手套		套	1	

说明：要求在一房间内考核，有床及床上用物，并有家具

（2）考生准备：

①试题名称：同上

②本题分值：20 分

③考试时间：20 分钟

④考核形式：实操 + 口述

⑤工具及其他准备：无

2. 考核要求

（1）本题分值：20 分

（2）考试时间：20 分钟

（3）考核形式：实操 + 口述

（4）具体考核要求：要求考生按步骤对疑有传染病的床单位进行终末处理（实操 + 口述），并口述注意事项

（5）否定项说明：若考生发生下列情况，则应及时终止其考试，考生该试题成绩记为零分

在给传染病人的床单位进行终末处理时，考生没有戴口罩、帽子、手套和穿隔离衣。

3. 配分及评分标准

序号	考核内容	考核要点	配分	评分标准	扣分	得分
1	准备用物	紫外线灯、消毒液、擦布、水桶、污物袋、记录本、笔、表	4	少准备一项扣 0.5 分，扣完为止。		
2	操作程序	（1）将老人转移至其他房间。 （2）关闭门窗，打开床旁桌，摊开棉被，竖起床垫，用消毒液熏蒸。（此项可口述） （3）熏蒸后打开门窗，用消毒液擦拭家具。 （4）被服类放入污物袋（经消毒处理后再清洗）。 （5）床垫、棉被、枕心可用日光暴	12	（1）让老人直接在房间，没有转移到其他房间，扣 1 分。 （2）没有口述关闭门窗，扣 1 分；房间的床旁桌没有打开，扣 1 分；没有口述叠好的棉被进行熏蒸消毒的，扣 1 分；叙述横放床垫熏蒸消毒的，扣 1 分。 （3）熏蒸后未打开门窗，扣 2 分；家具用清水擦拭或没有擦		

续表

序号	考核内容	考核要点	配分	评分标准	扣分	得分
2	操作程序	晒法或紫外线照射消毒，并做好记录。（此项可口述） （6）清理用物，污染物品应放入带盖的分类桶中进行消毒处理，物归原处。	12	拭扣1分。 （4）被服类消毒后没有清洗，扣1分。 （5）没有口述床垫、棉被、枕心用日光暴晒或紫外线照射消毒，扣2分。 （6）污染物品放在不带盖的桶中进行消毒处理，扣1分。		
3	注意事项（此项口述）	（1）被服类应放污物袋，经消毒后再清洗。 （2）污染物品应带盖的分类桶中进行消毒处理。 （3）给传染病的床单位进行终末处理时，要注意不要大声喧哗，谈虎色变的表现，要保持沉着的头脑。	8	（1）被服类没有放污物袋，先清洗后消毒，扣3分。 （2）污染物品没有放在分类的带盖的分类桶中进行消毒处理，扣2分。 （3）给传染病的床单位进行终末处理时，大声喧哗，故意夸张其传染性，扣3分。		
合计			20			

否定项：若考生发生下列情况，则应及时终止其考试，考生该试题成绩记为零分。
在给传染病人的床单位进行终末处理时，考生没有戴口罩、帽子、手套和穿隔离衣。

试题4：现场从无菌容器中取出无菌棉球

1. 准备要求

（1）考场准备：

①试题名称：现场从无菌容器中取出无菌棉球

②考试时间：20分钟

③考核形式：实操

④设备设施准备：

序号	名　　称	规　　格	单　位	数　量	备　　注
1	无菌容器		套	1	为有盖的无菌容器，内放无菌棉球
2	工作衣		件	1	
3	口罩		个	1	
4	帽子		顶	1	
5	清水	自来水	若干		
6	洗手液		瓶	1	
7	毛巾		条	1	
8	无菌持物钳及消毒浸泡液		套	1	

（2）考生准备：

①试题名称：同上

②本题分值：20 分

③考试时间：20 分钟

④考核形式：实操

⑤工具及其他准备：无

2. 考核要求

（1）本题分值：20 分

（2）考试时间：20 分钟

（3）考核形式：实操

（4）具体考核要求：要求考生正确从无菌容器中取出无菌棉球

（5）否定项说明：若考生发生下列情况之一，则应及时终止其考试，考生该试题成绩记为零分

①考生未穿工作衣、戴口罩、帽子。

②手触及容器内面。

③打开无菌容器时将盖内面向下放置。

④用手抓取无菌容器内的无菌物品。

3. 配分与评分标准

序号	考核内容	考核要点	配分	评分标准	扣分	得分
1	准备用物	无菌容器、消毒液中有无菌持物钳、工作衣、口罩、帽子、清水、洗手液、毛巾	2	少准备一项扣 0.5 分，扣完为止。		
2	操作程序	（1）穿工作衣、戴口罩、帽子，用洗手液洗净双手后用毛巾擦干。 （2）打开无菌容器将盖内面向上置于稳妥处或托于手上，打开容器之前，需查看此容器的消毒有效期。 （3）从无菌容器内夹取无菌物品时，必须用无菌持物钳，物品取出后立即盖好盖子。 （4）关闭时盖子应由后向前覆盖整个容器口。 （5）使用无菌容器时手不能触及容器边缘及内面，只能托住无菌容器的底部。	14	（1）养老护理员穿工作衣、戴口罩、帽子不规范各扣 1 分；未洗净双手扣 2 分；洗净双手后未用毛巾擦干扣 1 分。扣完 5 分为止。 （2）无菌容器盖放在高低不平的地方扣 2 分，打开容器之前，未查看此容器的消毒有效期，扣 2 分。扣完 3 分为止。 （3）无菌物品取出后未立即盖好盖子，扣 2 分。 （4）关闭盖子时由前向后覆盖整个容器口，扣 2 分。 （5）使用无菌容器时用手拿住无菌容器的顶部，扣 2 分。		

续表

序号	考核内容	考核要点	配分	评分标准	扣分	得分
3	注意事项	(1) 打开无菌容器盖以前需查看此容器的消毒有效期。 (2) 打开无菌容器时，盖的内面向上，平放于桌上，用后即盖严。 (3) 手持无菌容器时，应托住底部，不可触及容器的边缘或内面。 (4) 放置无菌物品后，应在无菌容器上标明其中内容物。	4	(1) 打开无菌容器盖以前未查看此容器的消毒有效期扣 1 分。 (2) 打开无菌容器时，动作过慢扣 1 分。 (3) 手持无菌容器时，手拿住无菌物品的边缘，扣 2 分。		
合计			20			

否定项：若考生发生下列情况之一，则应及时终止其考试，考生该试题成绩记为零分。
(1) 考生未穿工作衣、戴口罩、帽子。
(2) 手触及容器内面。
(3) 打开无菌容器时将盖内面向下放置。
(4) 用手抓取无菌容器内的无菌物品。

鉴定点名称：冷热运用

试题 1：现场对手臂红肿的老人进行湿热敷处理

1. 准备要求

(1) 考场准备：

①试题名称：现场对手臂红肿的老人进行湿热敷处理

②本题分值：20 分

③考试时间：20 分钟

④考试形式：实操 + 口述

⑤设备设施准备：

序号	名　称	规　格	单 位	数 量	备　注
1	人体模型		具	1	标出红肿部位
1	治疗盘		具	1	
2	敷布	以热敷面积为准	块	2	
3	镊子	中号	把	2	
4	橡皮单	以热敷面积为准	块	1	
5	小毛巾		条	1	
6	大毛巾		条	1	
7	棉垫		块	1	
8	棉签、凡士林及凡士林纱布		个	若干	
9	面盆		个	1	
10	热水 、	以老人承受温度的程度为限	毫升	若干	
11	治疗单		份	1	
12	工作服、口罩		套	1	

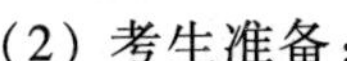

(2) 考生准备:

①试题名称:同上

②本题分值:20 分

③考试时间:20 分钟

④考核形式:实操 + 口述

⑤工具及其他准备:无

2. 考核要求

(1) 本题分值:20 分

(2) 考试时间:20 分钟

(3) 考核形式:实操 + 口述

(4) 具体考核要求:要求考生按步骤完成手臂红肿的老人湿热敷操作

(5) 否定项说明:无

3. 配分与评分标准

序号	考核内容	考核要点	配分	评分标准	扣分	得分
1	准备用物	治疗盘、敷布2块、镊子或止血钳2把、橡胶单1块、小毛巾大毛巾各一条、棉垫、棉签、凡士林、面盆、热水(温度适宜)。	3	少一项扣0.5分,扣完为止。		
2	操作程序	(1) 养老护理员洗手、戴口罩、穿工作衣,把备齐的用物携至老人床边。 (2) 核对老人姓名、床号、并向老人解释,取得配合。 (3) 在老人患肢下垫橡胶单、毛巾,暴露热敷部位,并在热敷部位涂上凡士林,盖上纱布,(涂凡士林面积及纱布面积应大于热敷部位的面积)。 (4) 脸盆放热水(温度应适宜老人的感受程度),将敷布放入脸盆。 (5) 用镊子拧干敷布:(以不滴水,不烫手为宜),折叠后放于热敷部位,上盖棉垫,以保持温度(老人感觉烫时,可掀开敷布一角,帮助散热)。 (6) 两块敷布轮流进行,热敷时间一般为15~20分钟。 (7) 热敷完毕,揭去纱布擦去凡士林,遮盖热敷部位。 (8) 清理用物,归还原处。	14	(1) 未洗手、戴口罩、穿工作衣各扣0.5分。 (2) 未核对姓名、床号各扣0.5分,未向老人解释扣0.5分。 (3) 未给老人患肢下垫橡胶单毛巾,扣1分;热敷部位未涂上凡士林,扣1分;涂凡士林面积及纱布面积小于热敷布面积,扣1分。 (4) 养老护理员给脸盆放热水时没有询问老人的耐受力,扣1分。 (5) 用手拧干敷布,扣1分;拧干后的敷布滴水扣1分;烫手扣1分。扣完2分为止。 (6) 整个操作中始终用一块敷布,扣1分;热敷时间未达到15分钟扣2分。 (7) 热敷完毕,未揭去纱布,扣0.5分;未擦去凡士林,扣0.5分。热敷部位未遮盖,扣0.5分。 (8) 用物未归还原处,扣0.5分。		

续表

序号	考核内容	考核要点	配分	评分标准	扣分	得分
3	注意事项（此项口答）	（1）热敷时热水不宜过高。 （2）应随时观察老人的皮肤颜色及全身感觉，发现异常立即停止热敷。 （3）伤口部位做热敷时，应按无菌操作规程式进行，热敷完毕按无菌换药法处理伤口。 （4）面部做热敷时，敷后半小时方可外出，以防感冒。	3	（1）热敷时水温过底，扣1分。 （2）在操作过程中未随时观察老人的皮肤颜色及全身感觉，扣1分。 （3）面部做热敷时，热敷完毕后立即外出，扣1分。		
合计			20			

试题2：对高热的老人进行温水擦浴

1. 准备要求

（1）考场准备：

①试题名称：现场对高热老人进行温水擦浴

②本题分值：20分

③考试时间：20分钟

④考核形式：实操＋口述

⑤设备设施准备：

序号	名　称	规　格	单　位	数　量	备　注
1	人体模型		具	1	
2	床	80×180CM	张	1	
3	枕头		只	1	
4	被子		床	1	
5	护理车		台	1	
6	浴巾	大、中、小	条	1	
7	清洁衣裤		套	1	
8	毛巾		条	数张	
9	脸盆		只	1	
10	水壶		只	1	
11	温水	32～34℃	毫升	若干	
12	水桶		只	1	
13	体温表		支	1	
14	便器		只	1	
15	冰袋		只	1	
16	热水袋		只	1	
17	屏风		个	1	
18	温度计、笔、记录本		支	各1	
19	治疗单		份	1	
20	工作服		套	1	

（2）考生准备：

①试题名称：同上

②本题分值：20 分

③考试时间：20 分钟

④考核形式：实操 + 口述

⑤ 工具及其他准备：无

2. 考核要求

（1）本题分值：20 分

（2）考试时间：20 分钟

（3）考核形式：实操 + 口述

（4）具体考核要求：要求考生按步骤为高热的老人进行温水擦浴，并口述注意事项

（5）否定项说明：若考生发生下列情况，则应及时终止其考试，考生该试题成绩记为零分

对老人心前区、腹部、足底部位用温水擦浴。

3. 配分与评分标准

序号	考核内容	考核要点	配分	评分标准	扣分	得分
1	准备用物	护理车、大浴巾、小毛巾 2 条、脸盆 2 只、水壶、温水（32～34℃）、水桶、体温表、清洁衣裤、便器（盖布），冰袋及套，热水袋及套，温度计、笔、记录本。	3	物品少备一件扣 0.5 分，扣完为止。		
2	操作程序	（1）养老护理员将用物放置在护理车上，推至老人床旁。 （2）核对老人姓名、床号及一般情况。 （3）关窗，视情况移开床旁桌、椅，用屏风遮挡老人。 （4）头部放置冰袋，足部放置热水袋。 （5）协助老人脱去上衣，解松裤带，在上肢下垫大浴巾。 （6）将浸有 32～34℃的热水毛巾拧干，一手擦、另一手轻轻拍打浅表大血管处（腋下、肘窝处），稍停留片刻，并用力擦拭，每侧肢体 3 分钟，擦拭完毕再用大毛巾擦干后穿衣。 （7）上肢擦拭顺序： 颈外侧→上臂外侧→手背。 侧胸→腋窝→上臂内侧→手掌。 （8）协助老人脱去裤子，下肢下面	11	（1）着装不整齐者扣 0.5 分。 （2）未核对姓名、床号者扣 0.5 分。 （3）未用屏风遮挡老人扣 0.5 分。 （4）冰袋放置位置不正确扣 0.5 分；足部未放置热水袋扣 1 分。 （5）未协助老人脱去上衣，扣 0.5 分；老人上肢下未垫大浴巾扣 1 分。 （6）每侧肢体擦试未达到 3 分钟扣 1 分。 （7）擦洗上下肢顺序颠倒扣 0.5 分，每漏擦一处各扣 0.5 分，扣完 2 分为止。		

续表

序号	考核内容	考核要点	配分	评分标准	扣分	得分
2	操作程序	铺大浴巾。用擦拭上肢的方法进行边擦边拍打浅表大血管处（腹股沟处，腘窝处），稍停留片刻，并用力擦拭，每侧肢体擦3分钟，擦拭完后用大毛巾擦干后穿衣。 （9）下肢擦拭顺序： 髋部→大腿外侧→足背； 腹股沟→大腿内侧→内踝； 股下→腘窝→足跟。 （10）擦拭完毕，移去热水袋，协助老人躺卧舒适，清理用物，归还原处。 （11）擦拭后半小时，测体温，做记录，如体温降至39℃以下，撤下头部放置的冰袋。大毛巾擦干肢体再穿裤子。	11	（8）擦洗完毕，热水袋未移去扣0.5分；未协助老人取舒适位扣0.5分。 （9）用物未还原扣0.5分。		
3	注意事项（此项可口述）	（1）应随时观察老人的全身及局部反应。 （2）心前区、腹部、足底部位禁用温水擦浴。 （3）对冷敏感、心脏病、体质虚弱的老人应慎用。 （4）擦浴过程中，按需换盆、换水、毛巾。	6	（1）未随时观察老人的全身及局部反应，扣2分。 （2）没有重视对冷敏感、心脏病、体质虚弱的老人行温水擦浴，扣2分。 （3）擦浴过程中，始终用一盆、一盆水、一条毛巾，扣2分。		
合计			20			

否定项：若考生发生下列情况之一，则应及时终止其考试，考生该试题成绩记为零分。
对老人心前区、腹部、足底部位用温水擦浴。

鉴定点名称：急救

试题1：对上肢前臂外伤少量出血并疑有骨折的老人进行初步处理

1. 准备要求

（1）考场准备：

①试题名称：对上肢前臂外伤少量出血并疑有骨折的老人进行现场初步处理

②本题分值：60分

③考试时间：50分钟

④考核形式：实操＋口述

⑤设备设施准备：

序号	名　　称	规　　格	单　位	数　量	备　　注
1	无菌敷料（或干净的手绢、毛巾）盒	根据伤口选择敷料	块	若干	
2	等渗盐水		瓶	1	
3	消毒液中浸泡的无菌镊子		套	1	
4	绷带、胶布		卷	若干	
5	棉垫（或布片、毛巾等）		块	若干	
6	木夹板（或舒卷、木棍、竹竿等代用品）		根	2	
7	人体模型		具	1	在上肢标注出血部位

（2）考生准备：

①试题名称：同上

②本题分值：60 分

③考试时间：50 分钟

④考核形式：实操 + 口述

⑤工具及其他准备：劳动保护用品、相关资料

2. 考核要求

（1）本题分值：60 分

（2）考试时间：50 分钟

（3）考核形式：实操 + 口述

（4）具体考核要求：考生按正确的方法在规定时间内完成对上肢前臂外伤少量出血并疑有骨折的老人进行初步处理，并口述注意事项

（5）否定项说明：无

3. 配分及评分标准

序号	考核内容	考核要点	配分	评分标准	扣分	得分
1	准备用物	治疗盘中放置：无菌敷料、棉球盒（或干净手绢、毛巾）等渗盐水、消毒液中泡有无菌镊子、绷带、胶布、棉垫（或布片、毛巾）、木夹板（或书卷、木棍、竹竿等代用品）。	14	少准备一项扣 1.5 分，扣完为止。		
2	操作程序	（1）用无菌敷料（或干净手绢、毛巾）放于出血点上、并用手指压住；或用棉球浸透等渗盐水按住出血点。 （2）止血后加盖干净敷料用绷带包扎，松紧要合适。 （3）夹板与肢体之间加棉垫或布片。 （4）固定的范围应包括肘关节和腕关节。	40	（1）首先未用压迫止血法按住止血点扣 4 分。 （2）止血后加盖不洁的敷料或绷带松紧不合适各扣 3 分。 （3）夹板与夹板之间未加棉垫或布片，扣 5 分。 （4）固定的范围未包括肘关节和腕关节扣 4 分。		

续表

序号	考核内容	考核要点	配分	评分标准	扣分	得分
2	操作程序	（5）固定的绷带松紧合适。 （6）露出手指便于观察血液循环。 （7）送交医护人员作进一步处理。	40	（5）固定的绷带过松或过紧各扣4分。 （6）未露出手指扣6分。 （7）可口述，否则扣5分。		
3	注意事项（此项口述）	（1）老人发生出血或骨折时，养老护理员要保持清楚的头脑。 （2）用所学的知识行初步处理。 （3）同时要报告医生。	6	（1）没有口述此项者扣2分。 （2）没有行初步处理，扣2分。 （3）没有及时报告医生扣2分。		
合计			60			

鉴定点名称：急救

试题2：对手掌烫伤的老人进行初步处理

1. 准备要求

（1）考场准备：

①试题名称：对手掌烫伤的老人进行初步处理

②本题分值：40分

③考试时间：40分钟

④考核形式：实操+口述

⑤设备设施准备：

序号	名　称	规　格	单　位	数　量	备　注
1	冬天准备冷水 夏天准备冰水或冰块	流动的自来水			
2	清洁敷料或毛巾、		块	若干	
3	绷带或干净布条		卷	若干	
4	剪刀		把	1	
5	装水桶	稍大些	个	1	
6	人体模型		具	1	模型须着正式上衣1件
7	工作服		套	1	

（2）考生准备：

①试题名称：同上

②本题分值：40分

③考试时间：40分钟

④考核形式：实操+口述

⑤工具及其他准备：劳动保护用品、相关资料

2. 考核要求

（1）本题分值：40 分

（2）考试时间：40 分钟

（3）考核形式：实操 + 口述

（4）具体考核要求：要求学生在规定时间内对手掌烫伤的老人进行初步处理，并口述注意事项

（5）否定项：若考生发生下列情况之一，则应及时终止其考试，考生该试题成绩记为零分

①老人烫伤时未立即离开烫伤源终止烫伤，使烫伤加重。

②擅自在创面上涂抹药物。

3. 配分及评分标准

序号	考核内容	考核要点	配分	评分标准	扣分	得分
1	准备用物	冬天备流动的冷水，水桶一个，夏季备冰块或冰水（冷水也可），清洁的敷料或毛巾，绷带或干净布条，剪刀。	10	少准备一项扣 2 分，扣完 10 分为止。		
2	操作程序	（1）立刻将烫伤处放入装满冷水的桶中、并拧开水龙头使伤处持续冷却。 （2）浸水时间为 20～30 分钟以上，以手掌离开水不感疼痛为止。 （3）必要时用剪刀剪开袖口或脱去袖子。 （4）烫伤处用敷料或干净毛巾盖住，用绷带或布条包扎后送医务人员涂药处理。	40	（1）未立刻将烫伤处放入冷水的桶中扣 5 分；未拧开水龙头扣 5 分。 （2）此项可口答，如浸水时间过短，少于 5 分钟，扣 5 分，少于 10 分钟，扣 10 分。 （3）没有口述此项者，扣 5 分。 （4）烫伤处未用敷料或干净毛巾盖住，直接送医务人员处理扣 5 分；烫伤处用敷料或干净毛巾盖住，未用绷带或布条包扎直接送医务人员处理扣 10 分，扣完为止。		
3	注意事项（此项可口述）	（1）老人烫伤时应立即离开烫伤源，终止烫伤。 （2）离开烫伤源后脱去衣服时不能强扯。 （3）要保护好创面。 （4）不能擅自在创面上涂抹药物。	10	（1）离开烫伤源后强行脱去衣服扣 5 分。 （2）未口述要保护好创面，扣 5 分。		
合计			60			

否定项：若考生发生下列情况之一，则应及时终止其考试，考生该试题成绩记为零分。

（1）老人烫伤时未立即离开烫伤源终止烫伤，使烫伤加重。

（2）擅自在创面上涂抹药物。

第十一部分

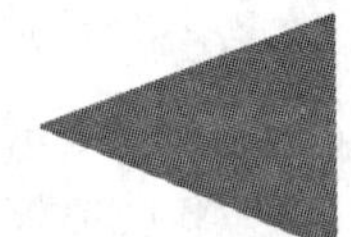

操作技能考核模拟样卷

养老护理员中级操作技能考核模拟试卷

职业技能鉴定国家题库试卷

养老护理员中级操作技能考核准备通知单（考场）

试题1

序号	名　　称	规　　格	单　位	数　量	备　　注
1	人体模型		具	1	需有头发
2	床	80×180CM	张	1	
3	枕头		只	1	
4	被子		件	1	
5	床单		件	1	
6	床头柜		只	1	
7	床旁椅		张	1	
8	护理车		辆	1	
9	药液		瓶	1	
10	治疗碗		只	1	
11	塑料治疗巾		条	1	
12	刷子		只	1	
13	梳子		把	1	
14	塑料帽		顶	1	
15	毛巾		条	1	
16	别针		只	2	
17	干净衣裤		套	1	
18	工作服、帽子、口罩、手套		套	1	

试题 2

序号	名　　称	规　　格	单　位	数　量	备　　注
1	人体模型		具	1	
2	床	80×180CM	张	1	
3	枕头		只	1	
4	被子		床	1	
5	护理车		台	1	
6	浴巾	大、中、小	条	1	
7	清洁衣裤		套	1	
8	毛巾		条	数张	
9	脸盆		只	1	
10	水壶		只	1	
11	温水	32～34℃	毫升	若干	
12	水桶		只	1	
13	体温表		支	1	
14	便器		只	1	
15	冰袋		只	1	
16	热水袋		只	1	
17	屏风		个	1	
18	温度计、笔、记录本		支	各一	
19	治疗单		份	1	
20	工作服		套	1	

试题 3

序号	名　　称	规　　格	单　位	数　量	备　　注
1	无菌敷料（或干净的手绢、毛巾）盒	根据伤口选择敷料	块	若干	
2	等渗盐水		瓶	1	
3	消毒液中浸泡的无菌镊子		套	1	
4	绷带、胶布		卷	若干	
5	棉垫（或布片、毛巾等）		块	若干	
6	木夹板（或舒卷、木棍、竹竿等代用品）		根	2	
7	人体模型		具	1	在上肢标注出血部位

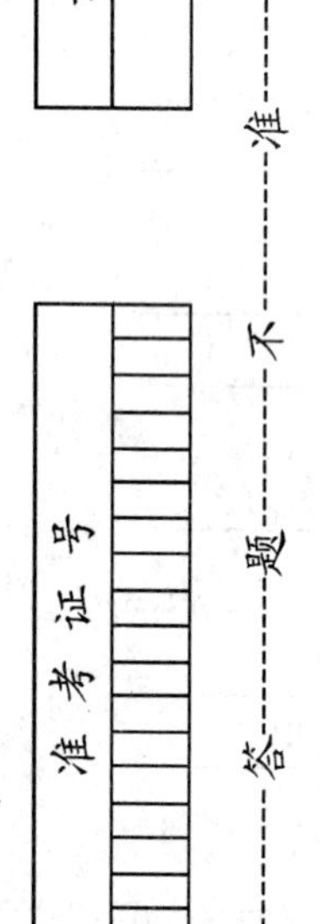

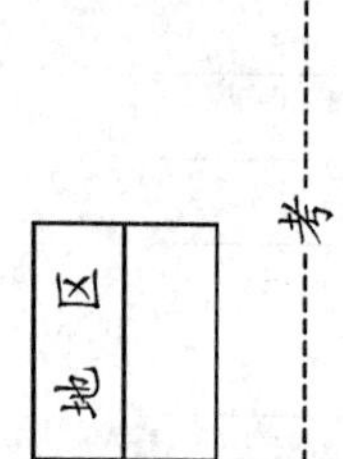

单位名称

姓　名

考　生　答　题　不　准　超　过　此　线

职业技能鉴定国家题库试卷

养老护理员中级操作技能考核准备通知单（考生）

姓名：________　准考证号：____________________　单位：________

试题 1（由考场准备）

试题 2（由考场准备）

试题 3（由考场准备）

职业技能鉴定国家题库试卷

养老护理员中级操作技能考核试卷

考件编号：____________________

注　意　事　项

一、本试卷依据 2002 年颁布的《养老护理员　国家职业标准》命制；

二、本试卷试题如无特别注明，则为全国通用；

三、请考生仔细阅读试题的具体考核要求，并按要求完成操作或进行笔答或口答；

四、操作技能考核时要遵守考场纪律，服从考场管理人员指挥，以保证考核安全顺利进行。

试题 1　现场完成灭头虱与头虮的操作

（1）本题分值：20 分

（2）考试时间：30 分钟

（3）考核形式：实操

（4）具体考核要求：考生按正确的方法在规定的时间内完成灭头虱与头虮的操作，并口述注意事项。

（5）否定项说明：无

试题2　对高热的老人进行温水擦浴

（1）本题分值：20分

（2）考试时间：20分钟

（3）考核形式：实操+口述

（4）具体考核要求：要求考生按步骤为高热的老人进行温水擦浴，并口述注意事项。

（5）否定项说明：若考生发生下列情况，则应及时终止其考试，考生该试题成绩记为零分。对老人心前区、腹部、足底部位用温水擦浴。

试题3　对上肢前臂外伤少量出血并疑有骨折的老人进行初步处理

（1）本题分值：60分

（2）考试时间：50分钟

（3）考核形式：实操+口述

（4）具体考核要求：考生按正确的方法在规定时间内完成对上肢前臂外伤少量出血并疑有骨折的老人进行初步处理，并口述注意事项。

（5）否定项说明：无

职业技能鉴定国家题库试卷

养老护理员中级操作技能考核评分记录表

考件编号：______　姓名：________　准考证号：____________　单位：________

总 成 绩 表

序号	试 题 名 称	配分	得分	权重	最后得分	备　注
1	现场完成灭头虱与头虮的操作	20				
2	对高热的老人进行温水擦浴	20				
3	对上肢前臂外伤少量出血并疑有骨折的老人进行初步处理	60				
合　计		100				

统分人：　　　　　　　　　　　　　　　　　　年　月　日

试题1：现场完成灭头虱与头虮的操作

序号	考核内容	考核要点	配分	评分标准	扣分	得分
1	准备用物	护理车、药液、治疗碗、塑料治疗巾、刷子、梳子、塑料帽、毛巾、别针	4	少一项扣0.5分，扣完为止。		
2	操作程序	（1）养老护理员穿隔离衣，扎紧袖口取得配合。	10	（1）养老护理员未穿隔离衣，未扎紧袖口，各扣1分。		

续表

序号	考核内容	考核要点	配分	评分标准	扣分	得分
2	操作程序	(2) 核发对床号、姓名，向老人解释，取得配合。 (3) 颈部围毛巾，用别针固定，将头发分为数绺，用刷子蘸灭虱药液擦遍头发，反复浸洗，揉搓头发约10分钟，露耳戴帽包严所有头发24小时，此项可综合口述。 (4) 24小时后用篦子梳去死虱和虮卵，并洗发检查，如发现仍有活虱，需重新用药杀死。(此项可综合口述) (5) 更换患者衣裤，清理用物，按规定消毒。	10	(2) 未核对，未向老人解释，各扣1分。 (3) 头发蘸灭虱药液后未揉搓头发10分钟扣1分，露耳戴帽包严所有头发未过24小时，扣2分。 (4) 未口述：如发现仍有活虱，应重新用药杀死。扣2分。 (5) 操作完毕，未更换老人衣裤，扣1分。		
3	注意事项(此项口述)	(1) 用药时，防止药液玷污眼面部，上药后注意观察患者局部和全身反应。 (2) 灭虱时不可宣扬，以保护患者的自尊心。 (3) 操作中应避免头虱与头虮的传播。	6	(1) 未说明用药时，防止药液玷污眼面部，上药后注意观察患者局部和全身反应，扣2分。 (2) 未说明，灭虱时不可宣扬，以保护患者的自尊心。扣2分。 (3) 未说明操作中应避免头虱与头虮的传播，扣2分。		
合计			20			

评分人： 年 月 日 核分人： 年 月 日

试题2：对高热的老人进行温水擦浴

序号	考核内容	考核要点	配分	评分标准	扣分	得分
1	准备用物	护理车、大浴巾、小毛巾2条、脸盆2只、水壶、温水(32～34℃)、水桶、体温表、清洁衣裤、便器(盖布)，冰袋及套，热水袋及套，温度计、笔、记录本。	3	物品少备一件扣0.5分，扣完为止		
2	操作程序	(1) 养老护理员将用物放置在护理车上，推至老人床旁。 (2) 核对老人姓名、床号及一般情况。 (3) 关窗，视情况移开床旁桌、椅，用屏风遮挡老人。 (4) 头部放置冰袋，足部放置热水袋。	11	(1) 着装不整齐者扣0.5分。 (2) 未核对姓名、床号者扣0.5分。 (3) 未用屏风遮挡老人扣0.5分。 (4) 冰袋放置位置不正确扣0.5分；足部未放置热水袋扣1分。		

续表

序号	考核内容	考核要点	配分	评分标准	扣分	得分
2	操作程序	（5）协助老人脱去上衣，解松裤带，在上肢下垫大浴巾。 （6）将浸有32～34℃的热水毛巾拧干，一手擦、另一手轻轻拍打浅表大血管处（腋下、肘窝处），稍停留片刻，并用力擦拭，每侧肢体3分钟，擦拭完毕再用大毛巾擦干后穿衣。 （7）上肢擦拭顺序： 颈外侧→上臂外侧→手背。 侧胸→腋窝→上臂内侧→手掌。 （8）协助老人脱去裤子，下肢下面铺大浴巾。用擦拭上肢的方法进行边擦边拍打浅表大血管处（腹股沟处，腘窝处），稍停留片刻，并用力擦拭，每侧肢体擦3分钟，擦拭完后用大毛巾擦干后穿衣。 （9）下肢擦拭顺序： 髋部→大腿外侧→足背； 腹股沟→大腿内侧→内踝； 股下→腘窝→足跟。 （10）擦拭完毕，移去热水袋，协助老人躺卧舒适，清理用物，归还原处。 （11）擦拭后半小时，测体温，做记录，如体温降至39℃以下，撤下头部放置的冰袋。大毛巾擦干肢体再穿裤子。	11	（5）未协助老人脱去上衣，扣0.5分；老人上肢下未垫大浴巾扣1分。 （6）每侧肢体擦试未达到3分钟扣1分。 （7）擦洗上下肢顺序颠倒扣0.5分，每漏擦一处各扣0.5分，扣完2分为止。 （8）擦洗完毕，热水袋未移去扣0.5分；未协助老人取舒适位扣0.5分。 （9）用物未还原扣0.5分。		
3	注意事项（此项可口述）	（1）应随时观察老人的全身及局部反应。 （2）心前区、腹部、足底部位禁用温水擦浴。 （3）对冷敏感、心脏病、体质虚弱的老人应慎用。 （4）擦浴过程中，按需换盆、换水、毛巾。	6	（1）未随时观察老人的全身及局部反应，扣2分。 （2）没有重视对冷敏感、心脏病、体质虚弱的老人行温水擦浴，扣2分。 （3）擦浴过程中，始终用一盆、一盆水、一条毛巾，扣2分。		
合计			20			

否定项：若考生发生下列情况之一，则应及时终止其考试，考生该试题成绩记为零分。
对老人心前区、腹部、足底部位用温水擦浴。

评分人：　　　　　　年　月　日　　　　　　核分人：　　　　　　年　月　日

试题3：对上肢前臂外伤少量出血并疑有骨折的老人进行初步处理

序号	考核内容	考核要点	配分	评分标准	扣分	得分
1	准备用物	治疗盘中放置：无菌敷料、棉球盒（或干净手绢、毛巾）等渗盐水、消毒液中泡有无菌镊子、绷带、胶布、棉垫（或布片、毛巾）、木夹板（或书卷、木棍、竹竿等代用品）。	14	少准备一项扣1.5分，扣完为止。		
2	操作程序	（1）用无菌敷料（或干净手绢、毛巾）放于出血点上、并用手指压住；或用棉球浸透等渗盐水按住出血点。 （2）止血后加盖干净敷料用绷带包扎，松紧要合适。 （3）夹板与肢体之间加棉垫或布片。 （4）固定的范围应包括肘关节和腕关节。 （5）固定的绷带松紧合适。 （6）露出手指便于观察血液循环。 （7）送交医护人员作进一步处理。	40	（1）首先未用压迫止血法按住止血点扣4分。 （2）止血后加盖不洁的敷料或绷带松紧不合适各扣3分。 （3）夹板与夹板之间未加棉垫或布片，扣5分。 （4）固定的范围未包括肘关节和腕关节扣4分。 （5）固定的绷带过松或过紧各扣4分。 （6）未露出手指扣6分。 （7）可口述，否则扣5分。		
3	注意事项（此项口述）	（1）老人发生出血或骨折时，养老护理员要保持清楚的头脑。 （2）用所学的知识行初步处理。 （3）同时要报告医生。	6	（1）没有口述此项者扣2分。 （2）没有行初步处理，扣2分。 （3）没有及时报告医生扣2分。		
合计			60			

评分人：　　　　　年　　月　　日　　　　　　核分人：　　　　　年　　月　　日

专用于国家职业技能鉴定

国家职业技能鉴定培训教材和考试题库

中国就业培训技术指导中心
劳动和社会保障部职业技能鉴定中心　组织编写

全国统考职业培训教材

“企业文化师”国家职业资格培训教程

F8442	企业文化师基础知识	36.00 元
F8443	助理企业文化师	32.00 元
F8444	企业文化师	35.00 元
F8591	高级企业文化师	38.00 元
F0260	企业文化建设案例选编	39.00 元

“理财规划师”辅导教材

F8418	理财规划师考试指南	68.00 元
F8419	助理理财规划师考试指南	65.00 元

《国家职业技能鉴定考试指导手册》丛书

（考试题库）

综合类

（包括“操作技能”和“理论知识”两部分）

R0003	养老护理员（初级）	28.00 元
R0004	养老护理员（中级）	28.00 元
R0005	养老护理员（高级）	28.00 元
R0006	保育员（初级）	28.00 元

R0007　　保育员（中级）　　28.00 元
R0008　　保育员（高级）　　28.00 元
G0008　　育婴员（初级）　　28.00 元
G0009　　育婴师（中级）　　28.00 元
G0010　　高级育婴师（高级）　　28.00 元
TS0003　　洗衣师（初级）　　28.00 元
TS0004　　洗衣师（中级）　　28.00 元
TS0005　　洗衣师（高级）　　28.00 元
TB0001　　冲印师（初级）　　28.00 元
TB0002　　冲印师（中级）　　28.00 元
TB0003　　冲印师（高级）　　28.00 元
　　摩托车修理工（初级）　　估价：28.00 元
　　摩托车修理工（中级）　　估价：28.00 元
　　摩托车修理工（高级）　　估价：28.00 元

“理论知识”类

TS0134　　营养配餐员（中级）　　14.00 元
TS0135　　营养配餐员（高级）　　16.00 元
TB0002　　摄影师（初级）　　12.00 元
TB0003　　摄影师（中级）　　14.00 元
TB0004　　摄影师（高级）　　16.00 元
TS0130　　眼镜定配工（初级）　　12.00 元
TS0125　　眼镜定配工（中级）　　14.00 元
TS0126　　眼镜定配工（高级）　　16.00 元
TS0131　　眼镜验光员（初级）　　12.00 元
TS0132　　眼镜验光员（中级）　　14.00 元
TS0133　　眼镜验光员（高级）　　16.00 元
TS0122　　调酒师（初级）　　12.00 元
TS0123　　调酒师（中级）　　14.00 元
TS0124　　调酒师（高级）　　16.00 元
TG0001　　加工中心操作工（中级）　　14.00 元
TG0002　　加工中心操作工（高级）　　16.00 元
TG0003　　组合机床操作工（初级）　　12.00 元
TG0004　　组合机床操作工（中级）　　14.00 元

TG0005	组合机床操作工（高级）	16.00 元
TS0127	修脚师（初级）	12.00 元
TS0128	修脚师（中级）	14.00 元
TS0129	修脚师（高级）	16.00 元
F8059	前厅服务员（初级）	12.00 元
F8060	前厅服务员（中级）	14.00 元
F8061	前厅服务员（高级）	16.00 元
TN0004	音响调音员（初级）	12.00 元
TN0005	音响调音员（中级）	14.00 元
TN0006	音响调音员（高级）	16.00 元
TS0142	贵金属首饰手工制作工（初级）	12.00 元
TS0143	贵金属首饰手工制作工（中级）	14.00 元
TS0144	贵金属首饰手工制作工（高级）	16.00 元
TB0009	制图员（初级）	12.00 元
TB0010	制图员（中级）	14.00 元
TB0011	制图员（高级）	16.00 元

“操作技能”类

TG0009	加工中心操作工（中级）	14.00 元
TG0010	加工中心操作工（高级）	16.00 元
TB0005	摄影师（初级）	12.00 元
TB0006	摄影师（中级）	14.00 元
TB0007	摄影师（高级）	16.00 元
TG0006	装配钳工（初级）	12.00 元
TG0007	装配钳工（中级）	14.00 元
TG0008	装配钳工（高级）	16.00 元
F7040	前厅服务员（初级）	12.00 元
F7041	前厅服务员（中级）	14.00 元
F7042	前厅服务员（高级）	16.00 元
TN0001	音响调音员（初级）	12.00 元
TN0002	音响调音员（中级）	14.00 元
TN0003	音响调音员（高级）	16.00 元
TS0136	修脚师（初级）	12.00 元
TS0137	修脚师（中级）	14.00 元

TS0138	修脚师（高级）	16.00 元
TS0139	贵金属首饰手工制作工（初级）	12.00 元
TS0140	贵金属首饰手工制作工（中级）	14.00 元
TS0141	贵金属首饰手工制作工（高级）	16.00 元
	制图员（土建）（初级）	估价：12.00 元
	制图员（土建）（中级）	估价：14.00 元
	制图员（土建）（高级）	估价：16.00 元
	制图员（机械）（初级）	估价：12.00 元
	制图员（机械）（中级）	估价：14.00 元
	制图员（机械）（高级）	估价：16.00 元